肝脏恶性肿瘤高危人群早防早治

主 编

陆光生 周英杰

副主编

陈银海 景 晔 吴连东
丁胜华 刘安立 孙本强
王 华 刘 丽 杜 秀
王亚军

编著者

沈 光 张慧明 赵云燕
徐和福 张 峰 王 莉
杨 薇 李桂香 张立萍
张艳秋 许东波 刘 阳
倪 冲

金盾出版社

内容提要

本书重点介绍了肝脏恶性肿瘤的基础知识,提出肝脏恶性肿瘤的高危人群、高危因素、发病模式、早期表现、早期诊断、早期预防、早期治疗的科学理念和方法,并简要介绍手术治疗、化疗、放疗及其并发症的防治、中医治疗和康复治疗。

图书在版编目(CIP)数据

肝脏恶性肿瘤高危人群早防早治/陆光生,周英杰主编.—北京:金盾出版社,2017.1(2019.1重印)
ISBN 978-7-5186-0750-1

Ⅰ.①肝… Ⅱ.①陆…②周… Ⅲ.①肝脏肿瘤—诊疗 Ⅳ.①R735.7

中国版本图书馆CIP数据核字(2015)第319479号

金盾出版社出版、总发行
北京太平路5号(地铁万寿路站往南)
邮政编码:100036 电话:68214039 83219215
传真:68276683 网址:www.jdcbs.cn
北京军迪印刷有限责任公司印刷、装订
各地新华书店经销
开本:850×1168 1/32 印张:8 字数:200千字
2019年1月第1版第2次印刷
印数:4 001～7 000册 定价:25.00元
(凡购买金盾出版社的图书,如有缺页、倒页、脱页者,本社发行部负责调换)

前言

原发性肝脏恶性肿瘤是指肝细胞或肝内胆管细胞发生的恶性肿瘤,简称肝脏恶性肿瘤。肝脏恶性肿瘤是世界上第六位常见的癌症和第三位最常见的癌症死亡因素,肝脏恶性肿瘤病例占全部癌症新发病例的5.2%。一般而言,发展中国家的肝脏恶性肿瘤发病率和死亡率更高,仅中国发生的肝脏恶性肿瘤就占了全部病例的一半以上。男性发病率较高。肝脏恶性肿瘤死亡率极高。任何人、任何年龄、任何时候都有患肝脏恶性肿瘤的风险。小到新生儿,大到90岁的老年人。

国内外科学家达成如下共识:经常大量饮酒导致肝硬化,从而增加肝脏恶性肿瘤危险性的证据是充分的,食物污染黄曲霉素很可能增加患肝脏恶性肿瘤危险性。已确定的肝脏恶性肿瘤非膳食病因是乙型和丙型病毒性肝炎。同时,科学家一致认为含蔬菜多的膳食可以降低肝脏恶性肿瘤的危险性。预防肝脏恶性肿瘤的最有效的非膳食方法是避免乙型和丙型肝炎病毒感染和吸烟。最有效的膳食预防肝脏恶性肿瘤的方法是限制饮酒,以及避免食用可能被黄曲霉素污染的食物。目前在临床上可以看到，很多人对肝脏恶性肿瘤的高危因素、高危人群、早期预防、早期发现及早期确诊等基础知识知之甚少，有些患者已出现肝脏恶性肿瘤转移病灶才来就诊，失去了早期诊治的宝贵时机。近10多年来，有关肝脏恶性肿瘤早期诊治取得了很大进展，不少患者经过以手术为主的综合治疗，可以获得长期存活。

本书重点介绍了肝脏的生理解剖，恶性肿瘤的预防，肝脏恶性肿瘤高危因素、高危人群、临床表现、早期发现、预防、治疗及康复治疗等最新知识。本书科学实用、通俗易懂，可供医学院校师生、医务人员、患者及广大群众阅读参考。

作 者

目 录

一、肝脏的生理解剖学 …………………………… (1)
　　1. 肝脏的解剖位置 ……………………………… (1)
　　2. 肝脏的主要生理功能 ………………………… (3)
　　3. 肝内微细结构特点 …………………………… (5)
　　4. 肝脏的血液和淋巴循环特点 ………………… (5)
二、恶性肿瘤的预防 ………………………………… (8)
　　1. 肿瘤的三级预防 ……………………………… (8)
　　2. 国际防癌守则 ………………………………… (10)
　　3. 癌症预防与蔬菜和水果 ……………………… (11)
　　4. 癌症预防与肥胖 ……………………………… (13)
　　5. 癌症预防与运动 ……………………………… (15)
　　6. 癌症预防与吸烟 ……………………………… (15)
　　7. 癌症预防与饮酒 ……………………………… (16)
三、肝脏恶性肿瘤的高危因素 …………………… (18)
　　1. 什么是原发性肝脏恶性肿瘤 ………………… (18)
　　2. 原发性肝脏恶性肿瘤的发病模式 …………… (19)

3. 肝脏恶性肿瘤的发病机制 …………………………（20）
4. 病毒性肝炎能诱发肝脏恶性肿瘤 …………………（22）
5. 肝硬化能诱发肝脏恶性肿瘤 ………………………（23）
6. 真菌毒素能诱发肝脏恶性肿瘤 ……………………（24）
7. 饮用污染的水能诱发肝脏恶性肿瘤 ………………（25）
8. 亚硝胺能诱发肝脏恶性肿瘤 ………………………（26）
9. 饮酒可促发肝脏恶性肿瘤 …………………………（26）
10. 吸烟可助长肝脏恶性肿瘤 ………………………（28）
11. 微量元素失衡能诱发肝脏恶性肿瘤 ……………（29）
12. 农药能促发肝脏恶性肿瘤 ………………………（30）
13. 营养不良能诱发肝脏恶性肿瘤 …………………（31）
14. 肝脏恶性肿瘤有家族性聚集现象 ………………（32）
15. 肝脏恶性肿瘤有高发区 …………………………（33）
16. 肝脏恶性肿瘤没有传染性 ………………………（34）

四、肝脏恶性肿瘤的高危人群 …………………………（35）
1. 肝脏恶性肿瘤的人群分布 …………………………（35）
2. 肝脏恶性肿瘤的高危人群 …………………………（36）
3. 肝脏恶性肿瘤的临床分期 …………………………（37）
4. 肝脏恶性肿瘤的病理分型 …………………………（38）
5. 肝脏恶性肿瘤的转移特点 …………………………（39）

五、肝脏恶性肿瘤临床表现 ……………………………（41）
1. 肝脏恶性肿瘤起病隐匿,早期缺乏典型症状 ……（41）
2. 肝脏恶性肿瘤的中晚期表现 ………………………（43）
3. 肝脏恶性肿瘤的晚期体征 …………………………（44）

目 录

  4. 肝脏恶性肿瘤有特殊的全身表现 …………… (46)

  5. 肝脏恶性肿瘤的转移症状 ……………………… (48)

六、肝脏恶性肿瘤早期发现 ………………………………… (50)

  1. 早期发现肝脏恶性肿瘤的是你自己 …………… (50)

  2. 血清甲胎蛋白检查的临床意义 ………………… (53)

  3. 血清酶学检测的临床意义 ……………………… (56)

  4. 超声成像检查的临床意义 ……………………… (59)

  5. CT 检查的临床意义 …………………………… (60)

  6. X 线肝血管造影的临床意义 …………………… (60)

  7. 放射性同位素肝成像的临床意义 ……………… (61)

  8. 磁共振成像的临床意义 ………………………… (63)

  9. 肝脏穿刺检查的临床意义 ……………………… (63)

  10. X 线检查的临床意义 ………………………… (64)

  11. 剖腹探查的临床意义 ………………………… (65)

七、肝脏恶性肿瘤预防 …………………………………… (66)

  1. 预防肝脏恶性肿瘤要从新生儿开始 …………… (66)

  2. 阻断母婴之间乙型肝炎传播能预防肝脏恶性

    肿瘤 …………………………………………… (67)

  3. 乙肝病毒携带者体内有解毒基因 ……………… (70)

  4. 远离乙型肝炎就能远离肝脏恶性肿瘤 ………… (72)

  5. 积极治疗慢性乙型肝炎能预防肝脏恶性肿瘤 … (73)

  6. 积极防治肝硬化能预防肝脏恶性肿瘤 ………… (77)

  7. 积极治疗慢性丙型肝炎能远离肝脏恶性肿瘤 … (79)

  8. 防止粮食霉变能预防肝脏恶性肿瘤 …………… (81)

9. 去除粮食真菌毒素能预防肝脏恶性肿瘤 …… (82)
10. 饮用水消毒能预防肝脏恶性肿瘤 ………… (84)
11. 减少亚硝胺的摄入能预防肝脏恶性肿瘤 …… (85)
12. 戒酒能预防肝脏恶性肿瘤 ………………… (86)
13. 戒烟能预防肝脏恶性肿瘤 ………………… (87)
14. 降低农药在食品中的残留能预防肝脏恶性

   肿瘤 …………………………………………… (88)
15. 健康用餐十守则——肝脏恶性肿瘤远离我 … (89)
16. 改变生活方式——家族性肝脏恶性肿瘤零

   危险 …………………………………………… (90)
17. 体育运动能预防肝脏恶性肿瘤 …………… (93)
18. 心理健康是预防肝脏恶性肿瘤的良方 …… (94)

八、肝脏恶性肿瘤治疗 ……………………………… (97)
   (一)肝脏恶性肿瘤的手术治疗 ………………… (97)
      1. 肝脏恶性肿瘤手术指征 ………………… (97)
      2. 肝脏恶性肿瘤手术禁忌证 ……………… (98)
      3. 肝脏恶性肿瘤手术的预后 ……………… (98)
      4. 肝脏恶性肿瘤患者的术前准备 ………… (99)
      5. 肝脏恶性肿瘤患者术后家属护理 ……… (100)
      6. 肝脏恶性肿瘤患者的术后定期复查 …… (102)
   (二)肝脏恶性肿瘤的化学药物治疗 …………… (103)
      1. 肝脏恶性肿瘤的常用化学药物及化疗方案 … (105)
      2. 肝动脉栓塞化学药物治疗 ……………… (120)
      3. 肝动脉栓塞化疗的适应证、禁忌证及疗效 … (121)

目 录

4. 肝动脉栓塞化疗的准备及护理 …………… (122)
5. 瘤内注射化疗 …………………………… (124)
6. 肝动脉插管化疗 ………………………… (125)
7. 化学药物对骨髓造血的影响 …………… (127)
8. 化学药物性白细胞减少症及防治 ……… (129)
9. 化学药物性血小板减少性紫癜及防治 … (133)
10. 化学药物性白细胞减少症的自我防护 …… (135)
11. 白细胞减少症的验方治疗 ……………… (136)
12. 白细胞减少症的自我辨证施护 ………… (138)
13. 白细胞减少症的保健按摩 ……………… (141)
14. 粒细胞缺乏症口腔溃疡的自我防治 …… (142)
15. 化学药物性胃肠道反应及防治 ………… (144)
16. 化学药物性心肌病及防治 ……………… (148)
17. 化学药物性脱发及防治 ………………… (151)
18. 化学药物性肾病及防治 ………………… (154)
19. 化学药物性间质性肺炎及预防 ………… (157)
20. 化学药物性神经损害及防治 …………… (160)
21. 化学药物性肝病及防治 ………………… (163)
22. 化学药物引起组织损伤及防治 ………… (166)
23. 化疗期间的药茶治疗 …………………… (168)
24. 无水酒精注射治疗 ……………………… (174)
25. 无水酒精注射疗法的准备和护理 ……… (175)
(三)肝脏恶性肿瘤的放射治疗 ……………… (176)
  1. 放射治疗的适应证 …………………… (176)

2. 放射治疗的禁忌证 ………………………… (177)
　　3. 放射治疗的疗效 …………………………… (177)
　　4. 放射治疗方法 ……………………………… (177)
　　5. 放射性皮炎及防治 ………………………… (178)
　　6. 放射性胃肠炎及防治 ……………………… (181)
　　7. 放射治疗对造血系统影响的因素 ………… (184)
　　8. 放射治疗引起骨髓抑制的临床表现 ……… (185)
　　9. 放射治疗引起骨髓抑制的防治 …………… (186)
　　10. 放射性肝炎的临床表现 ………………… (190)
　　11. 放射性肝炎的防治 ……………………… (191)
　　12. 放射性肾炎及防治 ……………………… (193)
　　13. 放射治疗期间的食疗 …………………… (195)
　(四)肝脏恶性肿瘤的生物治疗 ………………… (201)
　(五)肝脏恶性肿瘤 B-D 光子刀治疗 …………… (204)
　(六)肝脏恶性肿瘤纳米技术治疗 ……………… (204)
　(七)沙利窦迈治疗法 …………………………… (204)
　(八)肝脏恶性肿瘤的中药治疗 ………………… (205)
　(九)肝脏恶性肿瘤治疗方法的自我选择 ……… (208)
　(十)肝脏恶性肿瘤联合治疗的选择 …………… (210)
九、肝脏恶性肿瘤康复治疗 ……………………… (212)
　1. 肝脏恶性肿瘤患者的康复治疗 …………… (212)
　2. 肝脏恶性肿瘤患者的心理康复法 ………… (213)
　3. 肝脏恶性肿瘤患者的饮食康复法 ………… (215)
　4. 肝脏恶性肿瘤患者的营养康复法 ………… (216)

目 录

5. 肝脏恶性肿瘤患者的运动康复法 …………… (218)
6. 肝脏恶性肿瘤患者的气功康复法 …………… (219)
7. 肝脏恶性肿瘤患者的药膳康复法 …………… (221)
8. 肝脏恶性肿瘤患者的体疗康复法 …………… (227)
9. 肝脏恶性肿瘤患者的药物康复法 …………… (229)
10. 肝脏恶性肿瘤患者的生活起居康复法 …… (231)
11. 肝脏恶性肿瘤患者的休闲康复法 ………… (232)
12. 肝脏恶性肿瘤患者的按摩康复法 ………… (234)
13. 参加抗癌俱乐部是抗癌患者康复的最佳
    模式 ……………………………………… (236)
14. 癌症患者的另类医学康复法 ……………… (238)
15. 在不久的将来抗癌药物可使肿瘤深睡 …… (240)

一、肝脏的生理解剖学

1. 肝脏的解剖位置

(1)肝脏是人体内最大的实质性器官,我国成年人肝的重量为 1 200~1 500 克(图1)。

(2)肝脏大部分位于右上腹部,隐匿在右侧膈下和季肋深面,左叶横过腹中线而达左上腹(图2)。

(3)肝脏呈不规则的楔形,右侧厚而钝圆,左侧偏薄,可分为上、下两面及前、后、左、右四个缘。上面又称膈面,隆起,朝向前上方,与膈穹隆相适应。肝镰状韧带把上面分成左、右两部,即外形上的右叶和左叶。右叶大而厚,左叶小而薄。

(4)肝脏下面又称脏面,凹凸不平,朝向后下方,与腹腔器官相邻。

(5)在肝脏中部有"H"形的两条纵沟和一条横沟。横沟称肝门或第一肝门,有肝管、门静脉、肝固有动脉、淋巴管及神经等出入,这些结构被结缔组织所包绕,总称肝蒂。

(6)肝上面与膈相贴,借膈肌与肺、胸腔、心包及心脏分开。

肝脏恶性肿瘤高危人群早防早治

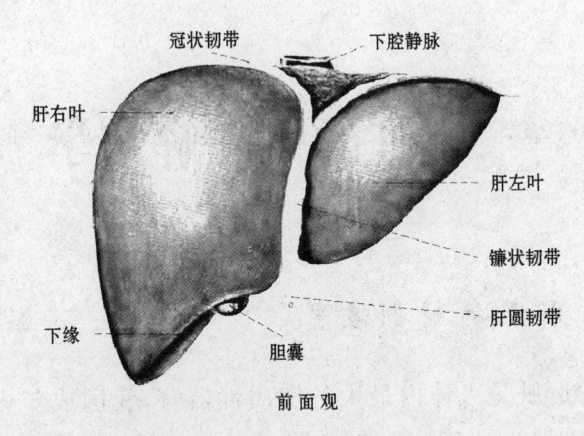

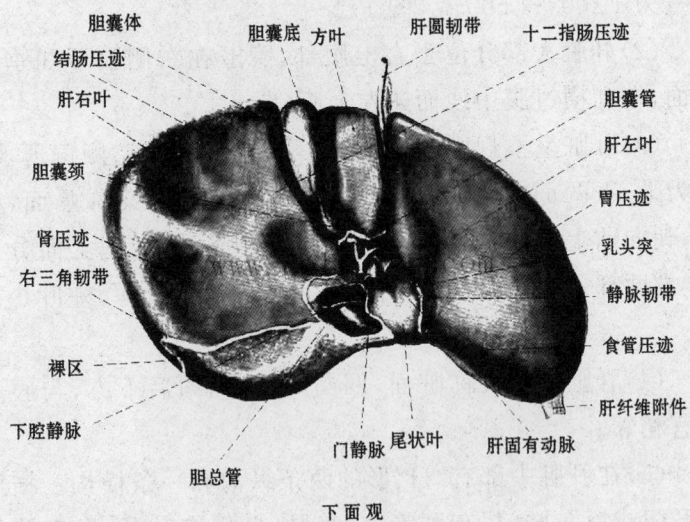

图 1 肝 脏

一、肝脏的生理解剖学

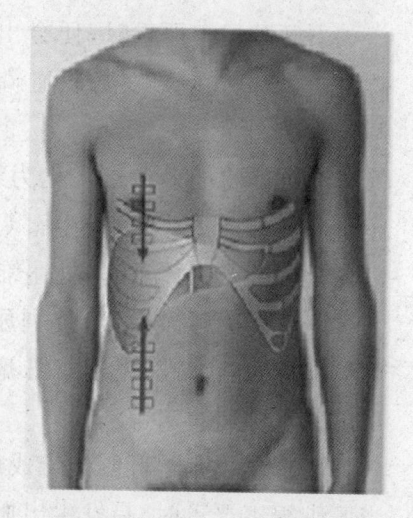

(7)肝脏的体表投影,肝的上界与膈穹隆一致,在右侧腋中线起于第七肋,至右锁骨中线平第五肋,再向左至前正中线后越过胸骨体与剑突交界处,至左锁骨中线稍内侧平第五肋间隙。下界与肝前缘一致,在右侧腋中线起自第11肋,沿右侧肋弓下缘至第九肋软骨尖处,离开肋弓,斜向左上方达剑突之下,在前正中线超出剑突以下约3厘米。

图2 肝脏的位置

2. 肝脏的主要生理功能

肝脏担负着重要而复杂的生理功能,其中主要有以下生理功能。

(1)分泌胆汁:肝脏每日分泌胆汁800～1 000毫升,经胆管流入十二指肠,帮助消化脂肪及脂溶性维生素A、维生素D、维生素E、维生素K的吸收。

(2)代谢功能:食物消化后由肠道吸收营养物质经门静脉系统进入肝脏。肝脏能将糖、蛋白质和脂肪转化为糖原,储存于肝脏内,当人体血糖减少时,又将糖原分解为葡萄糖,释放入血液。

肝脏恶性肿瘤高危人群早防早治

当肝脏损害严重时,便会出现低蛋白血症、凝血功能障碍、血氨增高、转氨酶增高、血磷脂及胆固醇的浓度和比例失调等改变。

肝脏能将胡萝卜素转化为维生素 A,并加以储存;肝脏还能储存 B 族维生素、维生素 C、维生素 D、维生素 E 及维生素 K。肝脏受损严重时,上述维生素含量降低。

肝脏能灭活雌激素、抗利尿激素。当肝脏功能降低时,可引起雌激素增高,出现蜘蛛痣、肝掌、男性乳房发育等,并可出现水肿和腹水等。

(3)凝血功能:肝脏是合成或产生许多凝血物质的场所。当肝脏损害严重时,易发生出血。

(4)解毒功能:肝脏能通过分解、氧化、还原和结合等方式,将体内代谢过程中产生的毒性物质或外源毒素转化为无毒无害的物质。当肝脏受损时,体内毒性物质增高。

(5)吞噬或免疫功能:肝脏能将血液中的细菌、色素和其他组织碎片清除。

(6)调节功能:肝脏有调节血液循环作用,并参与间接造血。

(7)再生功能:肝脏具有很强的再生能力和潜力。动物实验证明,将正常肝脏切除 70%～80%,仍可维持正常的生理功能,而且能在 6 周后修复到接近原来的重量。在人体则需要 1 年左右的时间,才能恢复肝脏原来的重量。所以,可以施行肝段、肝叶乃至更大范围的肝切除术。

一、肝脏的生理解剖学

3. 肝内微细结构特点

肝内微细结构主要是由无数的肝小叶结构,肝小叶是肝脏的结构和功能单位,每一个肝小叶呈多面棱柱体,成人的肝脏有 50 万～100 万个肝小叶。每个肝小叶都有一条静脉穿过其长轴的中心,称为中央静脉。围绕中央静脉为放射状排列的单层肝细胞索,肝细胞索之间为肝窦(又称窦状隙)。肝窦壁上附有 Kupffer 细胞,具有吞噬能力。在几个肝小叶之间是由结缔组织组成的汇管区,其中有肝动脉、门静脉的小分支及胆管。肝窦实际上是肝的毛细血管网,肝窦的一端与肝动脉和门静脉的小分支相通,另一端和中央静脉连接(图 3)。

在电子显微镜下,肝细胞呈多角形,在肝窦一面的肝细胞膜上具有很多微绒毛,伸向肝细胞膜与肝窦壁之间的间隙内,主要起着与肝窦内血液之间进行物质交换的作用。

在相邻的两个肝接触面之间的管状间隙即是毛细血管,毛细血管的壁即由肝细胞膜构成。肝细胞将胆汁直接排泄到毛细胆管内。

肝细胞核和肝细胞膜之间的细胞质内含有许多亚微结构,如线粒体、溶酶体、内浆网、高尔基器、微体等,这些微细胞结构都有十分复杂的生理功能。

4. 肝脏的血液和淋巴循环特点

肝脏接受的是门静脉和肝动脉的血液。门静脉是肝脏

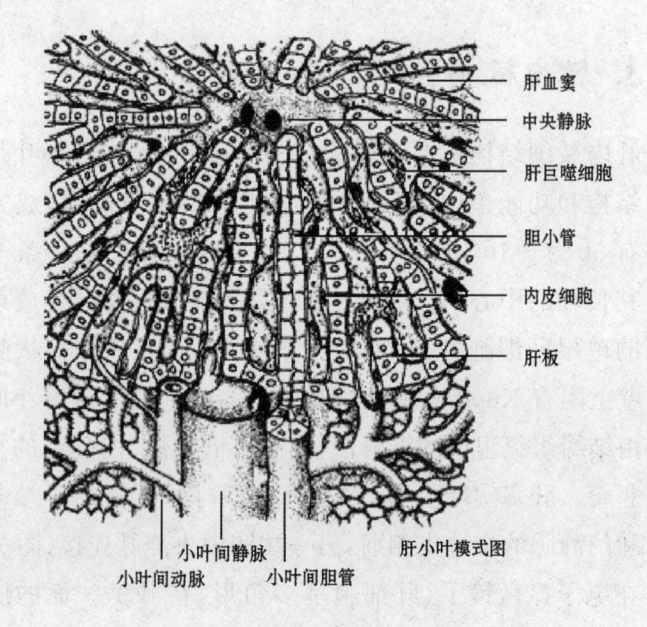

图3 肝内微细结构特点

的功能血管,而肝动脉是肝脏的营养血管。

倘若肝动脉受阻,即使门静脉通畅,肝细胞也会因为缺氧而坏死。门静脉入肝后继而分支入肝,称为叶静脉和段静脉,其结构与大静脉相似。段静脉又经几次分支移行为小叶间静脉,它发出终末门小静脉走行于相邻两个肝小叶之间,称终末门静脉。再经几次分支后,称入口小静脉,再与血窦相连。

肝动脉分支与门静脉相似。肝动脉入肝后分支入肝叶,称叶动脉和段动脉。小叶间动脉不断分支在胆管黏膜下形成血管网,称胆管周毛细血管丛,小叶间动脉末梢称终末小

一、肝脏的生理解剖学

动脉,直接与血窦相连。胆管周毛细血管丛滋养胆管后,汇合成小静脉直通血窦或与终末门小静脉吻合。

血窦的血液从肝小叶周边绕向中央,汇入中央静脉。中央静脉连于小叶下静脉,后汇合成肝静脉,出肝后连于下腔静脉。

肝的淋巴大部分来源于小叶内窦间隙,间隙内液体到小叶周边,沿输入血管周围的间隙离开小叶,再吸收到小叶间淋巴管内,形成淋巴。

肝的被膜和间质内有许多淋巴管形成淋巴丛。肝脏产生的淋巴量很大,并含有丰富蛋白质。80%肝淋巴汇集于肝门淋巴管导入胸导管,其余20%肝淋巴沿肝静脉周围的淋巴管出肝。肝内异物颗粒和含颗粒的巨噬细胞,最终均被滞留于肝门淋巴结内。

肝脏的血液供应25%～30%来自肝动脉,70%～75%来自门静脉。但由于肝动脉压力大,含氧量高,所以它供给肝所需氧量的40%～60%。门静脉汇集肠道的血液,供给肝营养(图4)。

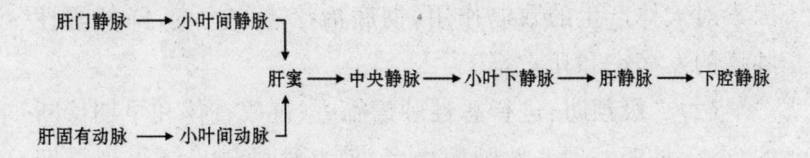

```
肝门静脉 ── 小叶间静脉 ┐
                        ├─ 肝窦 ── 中央静脉 ── 小叶下静脉 ── 肝静脉 ── 下腔静脉
肝固有动脉 ── 小叶间动脉 ┘
```

图4　肝脏的血液循环

二、恶性肿瘤的预防

1. 肿瘤的三级预防

世界卫生组织(WHO)顾问委员会于1981年提出,1/3的恶性肿瘤是可以预防的,1/3的恶性肿瘤如能早期诊断是可以治愈的,另1/3的恶性肿瘤是可以减轻痛苦,延长生命的。

世界卫生组织对全世界的控制恶性肿瘤工作已提出了指导性原则,使全球的医务工作者更加重视预防恶性肿瘤工作。目前已开始更多地关注高危人群恶性肿瘤的预防。

一般将肿瘤的预防分为三级预防。

(1)一级预防:是指采取有效措施,减少和消除各种致癌因素对人体产生的致癌作用,彻底治疗癌前病变,降低恶性肿瘤的发病率和死亡率。

(2)二级预防:进行恶性肿瘤筛查、健康查体和早期诊断的方法,早期发现恶性肿瘤患者,使恶性肿瘤患者得到早期诊断、早期治疗,取得良好的治疗效果,从而降低恶性肿瘤患者的死亡率。

(3)三级预防:是在治疗恶性肿瘤时,千方百计设法预防

二、恶性肿瘤的预防

其复发和转移,防止并发症和后遗症,提高疗效和患者的生存质量。在三级预防中,一级预防是重中之重,只有采取有效措施,减少和消除各种致癌因素对人产生的致癌作用,有效治疗癌前病变,才能降低恶性肿瘤的发病率和死亡率。至于二级和三级预防,说明恶性肿瘤已经在人体内生成和发展,此时再谈预防已失去最佳时机,预防恶性肿瘤已失去实质性意义。

预防恶性肿瘤是一项系统工程,是一项全社会的艰巨任务。而对于每一个健康者来说,应做到"13要":①要戒除吸烟嗜好。②要少饮酒或不饮酒。③要改变不良生活习惯。④要进食低脂肪食品,限制动物性脂肪的摄入。⑤要保持良好的心理状态。⑥要在生活、工作中积极克服悲伤、焦虑、痛苦、急躁情绪。⑦要尽最大努力增加生活和工作中的欢乐,少几分忧愁,多几分潇洒。⑧要学会公开表达自己的情绪,养成胸怀宽广豁达的品格。⑨要提倡晚婚。⑩要节制生育。⑪要加强性卫生。⑫要积极治疗妇科疾病,特别是癌前病变。⑬要提倡自己哺乳,哺乳期以一年为宜。

恶性肿瘤的预防要掌握恶性肿瘤流行病学。因为,恶性肿瘤流行病学阐明了其流行情况、特征、流行规模、病因等。根据发病率决定重点预防恶性肿瘤,可达到事半功倍的效果。恶性肿瘤预防首先要了解其病因学,因为只有了解病因才能有针对性地进行预防。大多数恶性肿瘤的病因是环境因素与遗传因素互相作用所致。环境因素包括吸烟、饮食习惯、居住和工作环境污染物、所用药物、接受电离辐射以及体内各种感染源等。恶性肿瘤的病因是错综复杂且多变的,因此,恶性肿瘤预防也应从多方面入手。

恶性肿瘤预防的重点是高危人群,所谓恶性肿瘤高危人群是指恶性肿瘤发病率高的群体。不同的恶性肿瘤有着不同的高危人群,但以下几种人是普遍的恶性肿瘤高危人群:①常吃油炸食品者。②喜欢喝热汤、热饮者。③长期吸烟者。④长期喝酒者。⑤长期在致癌环境中工作者。⑥长期在化工厂防护条件差的工作者。⑦有癌变迹象者。⑧有遗传家族史及遗传倾向者。以上人群均为恶性肿瘤高危人群,必须定期检查身体。如能早期发现、早期治疗则效果较好,有的甚至可以痊愈。

2. 国际防癌守则

(1)以植物性食品为主,多样摄取:植物性食品富含维生素及植物激素,可有效防癌,但有些植物性食品含亚硝酸盐等致癌物质较多,摄取种类多,可以降低致癌性。

(2)保持适当体重:体质指数(BMI)保持在 $18.5\sim25$。BMI 是肥胖指数,即体重除以身高的平方,例如,体重 72 千克,身高 173 厘米,那么肥胖指数是 $72/(1.732)^2=24$。体重过重会使体内雄激素变为雌激素,会导致大肠癌、乳腺癌、子宫癌等恶性肿瘤。

(3)适度运动:运动可保持体力,维持体内原有的抵抗力,最好每天快步走 1 小时,每周游泳或慢走 1 小时。

(4)多吃蔬菜和水果:黄绿色蔬菜和水果含有大量维生

二、恶性肿瘤的预防

素 C、维生素 A、维生素 E 及胡萝卜素,可防癌。

(5)谷类、豆类、根菜类:每天至少摄取 600~800 克。

(6)最好不饮酒或限制饮酒:男性以每天 20 毫升,女性 10 毫升为限。

(7)限制肉类食品:牛、羊、猪的肉每天摄取 80 克以下,多吃鱼、鸡肉。

(8)控制动物性脂肪摄取量:适当摄取植物性脂肪,动物性脂肪摄取过多易导致肥胖。

(9)限制食盐摄入:成人每天摄取食盐 6 克以下,调味品以香料为主。食盐是胃癌的元凶,尽量少吃。

(10)多吃生鲜食品,少吃罐头类食品:长期保存的食品易滋生细菌。

(11)食品应冷冻、冷藏保存:不能将冰箱视为万能箱,食品不能放太久。

(12)避免加工或添加物:有些添加物含有基因突变物质,添加物在体内蓄积,会产生不良作用。

(13)不吃烧焦食品:烧焦的鱼、肉会产生致癌物质。

(14)限制补品:少吃营养剂、补品。

(15)戒烟:吸烟者患喉癌的风险为不吸烟者的 30 倍以上,患肺癌的风险约为不吸烟者的 4.5 倍,开始吸烟年龄越低、烟龄越久的人,患癌症概率就越高。

3. 癌症预防与蔬菜和水果

有充分证据表明,含大量蔬菜和水果的膳食可预防口腔癌、咽喉癌、食管癌、肺癌、胃癌，尤其绿色蔬菜的保护作用最为明显。而生的蔬菜特别是绿色蔬菜、葱、胡萝卜、西红柿和柑橘类水果等，预防胃癌及结肠癌和直肠癌更为明显。这些膳食对喉癌、胰腺癌、乳腺癌和膀胱癌有预防作用，并有可能预防肝脏恶性肿瘤、卵巢癌、子宫内膜癌、子宫颈癌、前列腺癌、甲状腺癌和肾癌。

许多蔬菜和水果都含有大量的纤维素、维生素、矿物质和多种生物活性物质。含有高纤维素的膳食可以预防胰腺癌、结肠癌、直肠癌和乳腺癌。含有较高天然类胡萝卜素的膳食可以预防肺癌、食管癌、结肠癌、直肠癌、胃癌、乳腺癌和子宫颈癌。含有较高天然维生素 E 的膳食可预防胃癌、口腔癌、咽癌、食管癌、肺癌、胰腺癌和子宫颈癌。

科学家提出的目标是使人群摄入的蔬菜和水果占总能量的 7% 以上，即每人每日进食 400~800 克蔬菜和水果。

全年进食多种蔬菜和水果对预防癌症是非常重要的，因为癌症的生成是经常性和累积性改变的过程，而蔬菜和水果的有益保护性作用可能基于人体内短期和中期储存的多种成分，并且蔬菜和水果的季节性短缺可能促进体内癌基因改变的进展速度。具有较强预防价值的是绿叶蔬菜和柑橘类水果，但也不能排除其他蔬菜和水果，应该是地毯式进食多种蔬菜和水果（表1）。

二、恶性肿瘤的预防

表1 每日摄入蔬菜和水果量

蔬菜和水果	每日平均摄入范围	
	总能量(%)	克
总的蔬菜	5.6~9.1	320~520
绿叶蔬菜	2.8~4.2	160~240
其他蔬菜	2.8~4.9	160~280
总的水果	1.4~4.9	80~120
柑橘类	0.7~2.1	40~120
其他水果	0.7~2.8	40~160
总的蔬菜和水果	7.0~14.0	400~800

4. 癌症预防与肥胖

国际癌症研究机构认为肥胖与多种癌症的发生有关,见表2。

表2 肥胖与不同癌症的关系

癌症类别	发病率		死亡率	
	证据力度	结论	证据力度	结论
乳腺癌	观点一致	绝经后的乳腺癌发病率增加	中度	增加复发率 降低生存率
子宫内膜癌	观点一致	终身发病风险增加	不一致	有待建立

续表

癌症类别	发病率 证据力度	发病率 结论	死亡率 证据力度	死亡率 结论
结肠直肠癌	观点一致	女性风险增加	不一致	降低生存率
肾癌	观点一致	男性女性发病率增加	不一致	待研究
食管癌	观点一致	男性女性发病	中度	生存率下降

人群的平均体质指数在整个成年阶段应保持在 21~23,对每个个体而言体质指数(BMI)应为 18.5~25。

科学家认为,能量密集的膳食会导致体质指数升高或增加肥胖的危险性。发达国家的人群由于活动量减少而肥胖危险性增加更加明显,我们国家的中青年人肥胖的危险性也在逐渐增加。肥胖会增加子宫内膜癌的危险性,肥胖很可能增加绝经后女性乳腺癌及肾癌的危险性,也可能增加结肠直肠癌的危险性。

鉴于肥胖会改变健康状况,所以建议将增加体育运动和保持一个健康的体重作为癌症预防和预后干预的举措。有充分的证据证明,经常的体力活动可以预防结肠癌、乳腺癌、肺癌、子宫内膜癌及前列腺癌。因此,如果与职业有关的体力活动较少,应每日进行大约 1 小时的快步行走或类似的活动,以及每周至少进行 1 小时较剧烈的体育锻炼。

二、恶性肿瘤的预防

5. 癌症预防与运动

越来越多的证据表明,体育锻炼能够降低女性患乳腺癌的风险,特别是在童年晚期和成年早期进行体育锻炼的女性。体育锻炼对癌症的影响可能与减少肥胖有关。

最佳的体育锻炼在乳腺癌和结肠癌一级、二级预防中的作用是显著的。"护士健康研究"和"妇女健康饮食生活研究"都表明,体育运动可降低既往罹患乳腺癌和结肠癌者50%的相关危险度。体育运动带来的益处呈强度依赖性,并且在各期别的癌症中均有体现,其中类固醇敏感类型癌症患者获益更明显。

6. 癌症预防与吸烟

吸烟是当今社会的一大公害,有百害而无一利,全球每年死于吸烟的人数为300万,平均每分钟有6人死于吸烟,到2020年每年死于吸烟的将高达1 000万人。我国人口众多,"烟民"数量大,香烟消耗占全球的1/3。香烟的烟雾中含有3,4苯并芘,具有很强的致癌作用,长期吸入易患肺癌、口腔癌、咽癌、喉癌和食管癌;也是心血管疾病的主要原因之一。

吸烟者配偶因被动吸烟可增加10%~20%的发病风险,与工作场所被动吸烟增加的发病风险相似,因父母吸烟导致的儿童期癌症发病风险也会增加。根据美国癌症协会的资料称,从停止吸最后一支烟后的20分钟起,身体便开始发生有益的变化。

(1)20分钟:血压降至正常,脉搏恢复正常,手脚湿度恢复正常。

(2)8小时:血中一氧化碳(CO)浓度降至正常,氧(O_2)浓度升至正常。

(3)24小时:心脏病发生的危险性开始下降。

(4)48小时:神经末梢开始再生,嗅觉、味觉能力增强。

(5)2周至3个月:循环改善,行走能力增强,肺功能增加30%。

(6)1~9个月:咳嗽、气短等症状减轻,感染减少。

(7)5年:肺癌死亡率下降近50%。

(8)5~15年:发生口腔癌、喉癌及食管癌的风险降至吸烟者的50%。

7. 癌症预防与饮酒

有充分证据表明,饮酒可增加口腔、咽、喉、食管,以及原发性肝病的危险性,而原发性肝脏恶性肿瘤是与酒精所致的酒精性肝硬化有关,如果饮酒者又有吸烟的嗜好,则致癌的危险性增加。饮酒者也可能增加结肠、直肠及乳腺癌的危险性。任何含酒精的饮料都有可能增加患癌症的危险性,应该强调酒精已被国际癌症中心评价为第一类对人的致癌物质。

因此,专家建议不要饮酒,尤其不能过度饮酒。建议男性饮酒者的酒精摄入量不超过总能量的5%,而女性最好低

二、恶性肿瘤的预防

于总能量的 2.5%。

适当饮酒可能对心血管病有预防作用,但世界卫生组织曾指出,饮酒没有"安全量",饮酒有损健康,该组织郑重声明,"少量饮酒有益健康"的说法无科学根据,酒精是仅次于烟草的"第二杀手"。

三、肝脏恶性肿瘤的高危因素

1. 什么是原发性肝脏恶性肿瘤

原发性肝脏恶性肿瘤简称肝脏恶性肿瘤,是指肝细胞或肝内胆管细胞发生的恶性肿瘤,为我国常见恶性肿瘤之一,其死亡率在消化系统恶性肿瘤中列第三位,仅次于胃癌和食管癌。肝脏恶性肿瘤是一种病程短,进展迅速,死亡率高的恶性肿瘤。我国每年约有11万人死于肝脏恶性肿瘤,占全球肝脏恶性肿瘤死亡数的45%。我国肝脏恶性肿瘤发病率为欧美的5～10倍。近年来,世界各地肝脏恶性肿瘤的发病率均有上升趋势。我国江苏省启东县和广西扶绥县肝脏恶性肿瘤的发病率一直居首位。非洲撒哈拉以南和亚洲太平洋沿岸地区的肝脏恶性肿瘤发病率明显高于其他地区,而欧、美、大洋洲肝脏恶性肿瘤的发病率较低。

肝脏恶性肿瘤的病因复杂。98%的肝脏恶性肿瘤患者曾感染乙型肝炎病毒。肝脏恶性肿瘤患者具有家族性,虽不属于典型的遗传性疾病,但比一般人群高出数十倍。肝脏恶性肿瘤可发生于任何年龄,以30～50岁为最多,男女比例为(2～5):1。

三、肝脏恶性肿瘤的高危因素

2. 原发性肝脏恶性肿瘤的发病模式

原发性肝脏恶性肿瘤(简称为肝脏恶性肿瘤)是我国常见的癌症之一,东南沿海为高发区,以福建、广西、上海发病率最高,男性多于女性。

肝脏恶性肿瘤是世界上第六位最常见的癌症,世界卫生组织的资料表明,1996年在全世界范围内发生54万例肝脏恶性肿瘤患者,占全部癌症新病例的5.2%。

肝脏恶性肿瘤的发病在世界上地理性分布的差异最大。在工业发达国家肝脏恶性肿瘤的发病较少见,而在发展中国家肝脏恶性肿瘤的发病较为常见,占全球发病人数的80%以上。我国肝脏恶性肿瘤的发病人数比例占全球的55%以上。就全世界而言,男性肝脏恶性肿瘤发病率比女性高2~4倍多。

慢性肝炎病毒感染(尤其是乙型肝炎病毒)是肝脏恶性肿瘤的主要原因。肝脏恶性肿瘤患者血清HBsAg及其他乙型肝炎病毒标志的阳性率可达90%,提示乙型肝炎病毒感染与肝脏恶性肿瘤高发有关。

其他致肝脏恶性肿瘤危险因素是饮酒和食用受黄曲霉素污染的食物和饮用被污染的水;一些化学物质,如亚硝胺类、偶氮芥类、有机氯农药等,都是可疑致癌物质。

肝脏恶性肿瘤的治疗目前尚无有效的治疗方法。肝脏恶性肿瘤起病隐匿,发展迅速,当患者出现自觉症状而就诊时,多属中晚期,预后不佳。未经治疗的患者常于半年内死亡,5年生存率不到5%。

在美国,5年生存率也只有6%;在其他发展中国家,肝脏恶性肿瘤的生存率更低。世界卫生组织统计表明,1996年全世界死于肝脏恶性肿瘤的人数为53.6万,占全部癌症死亡人数的7.5%。

3. 肝脏恶性肿瘤的发病机制

肝脏恶性肿瘤的发病机制尚未完全肯定,可能与多种因素综合作用有关。

肝脏恶性肿瘤的主要危险因素是慢性乙型和丙型肝炎病毒感染。来自全世界的生态学、流行病学、实验室及动物学的大量研究资料确定,乙型肝炎病毒感染,以患者血清表面抗原HBsAg为指标,是引发肝脏恶性肿瘤的重要病因。

最近研究充分证明,丙型肝炎与肝脏恶性肿瘤相关。以后的多项研究也证明,肝脏恶性肿瘤与丙型肝炎病毒感染有很强的相关性。

病毒性肝炎(尤其乙型肝炎病毒感染)可引起肝脏大结节性肝硬化,部分患者由于肝细胞受到肝炎病毒侵袭而发生坏死-再生-增生-修复或形成增生性大结节-肝细胞癌。

最近研究发现,过度吸烟与不吸烟比较,认为吸烟与原发性肝脏恶性肿瘤有"弱的或中度的"正相关。有些研究证据表明,吸烟会使肝脏恶性肿瘤危险性增加,主要是表面抗原HBsAg阴性的肝脏恶性肿瘤。所以,吸烟可能是与病毒不相关的肝脏恶性肿瘤地区的一种危险因素。

三、肝脏恶性肿瘤的高危因素

慢性乙型肝炎病毒感染对原发性肝脏恶性肿瘤的发生既有启动作用,又有促发作用。整合病毒 DNA 可使宿主的基因组发生改变,如宿主基因的缺失、重排及加入乙型肝炎病毒基因等。

在化学致癌物中,如黄曲霉素、特殊职业毒物接触、吸烟、亚硝胺等也可诱发潜在性致突变变化,并可加重乙型肝炎病毒引起的改变。肝脏恶性肿瘤发生的顺序如下:正常肝细胞-慢性病毒感染-广泛的肝细胞死亡-代偿性肝细胞增生-肝硬化-特异性基因损伤(缺失 p53 和抑癌基因)的细胞生长-扩展性克隆环境-肝脏恶性肿瘤。

丙型肝炎病毒是一种 RNA 病毒,它不是通过整合到宿主 DNA 中。丙型肝炎病毒可导致慢性丙型肝炎和肝硬化,它具有促癌作用或对肝细胞生长有选择性刺激作用。

华支睾吸虫感染者,可在它寄生的部位——肝内二级胆管引起胆管上皮细胞脱落-上皮细胞再生-上皮细胞增生-腺瘤样组织形成-肝胆管上皮细胞癌(腺癌)。

肝脏恶性肿瘤病例家族聚集现象,除共同生活环境因素外,有血缘关系的家族,其肝脏恶性肿瘤的发病率显著高于无血缘者。

总之,目前已确定的肝脏恶性肿瘤病因是乙型和丙型肝炎病毒感染。

经常大量饮酒,致使肝脏发生酒精性肝硬化,可增加肝脏恶性肿瘤发病的危险性。

食物污染黄曲霉素可增加发生肝脏恶性肿瘤的危险性。

4. 病毒性肝炎能诱发肝脏恶性肿瘤

有资料表明,我国肝脏恶性肿瘤患者中约98%有乙型肝炎病毒的感染史。因此,有理由认为乙型肝炎病毒感染与肝脏恶性肿瘤的发生关系最为密切。以下提示肝脏恶性肿瘤与乙型肝炎病毒感染有关。

有80%~100%的肝脏恶性肿瘤发生于大结节型肝硬化的基础上,而这种肝硬化又多由乙型肝炎引起。肝脏恶性肿瘤高发区人群乙型肝炎表面抗原(HBsAg)及其他乙肝病毒标志物的阳性率,显著高于健康人群。

调查结果发现,表面抗原(HBsAg)阳性者发生肝脏恶性肿瘤比表面抗原阴性者明显增高。

国外资料显示,乙型肝炎与肝脏恶性肿瘤的发生关系密切。用病理染色也显示同样结果,即肝脏恶性肿瘤患者表面抗原(HBsAg)阳性显著高于对照组,两组分别为64.3%和7.1%。

有的急性病毒性肝炎患者在发生肝硬化后数年转变为肝脏恶性肿瘤。在肝脏恶性肿瘤患者的肝脏恶性肿瘤细胞培养的上清液中,发现有大量的乙型肝炎表面抗原(HBsAg)。

现已证实,肝脏恶性肿瘤患者的肝脏恶性肿瘤细胞中存在乙型肝炎的表面抗原(HBsAg)。肝细胞癌中,5%~8%患者抗-HCV阳性,提示丙型肝炎与肝脏恶性肿瘤的发病密切相关。

三、肝脏恶性肿瘤的高危因素

以上结果都支持乙型肝炎病毒是肝脏恶性肿瘤发生的病因之一这个看法。应当指出,乙型肝炎发展为肝脏恶性肿瘤仅是少数,肝脏恶性肿瘤的发生不能完全归咎于乙型肝炎,还有其他致病因素综合作用的结果。

病毒性肝炎有甲、乙、丙、丁、戊等多种类型,但只有乙、丙、丁型三种肝炎与肝脏恶性肿瘤的关系密切。我国肝脏恶性肿瘤主要是与乙型肝炎关系密切。

5. 肝硬化能诱发肝脏恶性肿瘤

有资料表明,肝脏恶性肿瘤合并肝硬化者占50%～100%,其中有些患者虽无明显的肝硬化表现,但病理学检查却有不同程度的肝硬化。

在我国,大多数的肝硬化是由慢性乙型肝炎演变而来的。近年来,又发现其他类型的病毒性肝炎发展成肝硬化的比例,丙型肝炎并不低于乙型肝炎。在病毒慢性感染的过程中,机体的免疫力不断下降,清除病毒的能力也不断地降低,反复的肝细胞坏死、增生或不典型增生,最终演化为肝硬化。在肝细胞增生的过程中,最容易受到致癌因素的作用而发生肝细胞恶变,因此肝硬化能引发肝脏恶性肿瘤。

在欧美国家,慢性酒精中毒可导致肝硬化,是肝脏恶性肿瘤的最大祸首,酗酒者患肝病的危险性高出一般人的10%～20%。

有人提出,肝脏恶性肿瘤发生模式:慢性肝炎-肝硬化-局灶性腺瘤样增生-肝脏恶性肿瘤。

尽管肝硬化和肝脏恶性肿瘤的发生存在密切关系,但并不是所有的肝硬化患者迟早都会发生肝脏恶性肿瘤。只有在机体免疫功能极度降低,不能及时清除恶变的肝细胞时,才会发生肝脏恶性肿瘤。

6. 真菌毒素能诱发肝脏恶性肿瘤

真菌毒素是真菌代谢产生的有毒物质,目前发现约有150多种真菌能产生毒素的作用,真菌毒素约有200种以上。其中,黄曲霉素是一种很强的致癌物质。黄曲霉菌产生的黄曲霉素共有10多种衍生物,其中致癌作用最强的是黄曲霉素 B_1。

曾为肝脏恶性肿瘤高发区的江苏启东市的地理气候适宜黄曲霉菌生长。在该县历次检出的粮食样品中,90%以上被检玉米可分离到黄曲霉菌阳性率最高,而玉米又占该县群众全年口粮的 2/3 左右,因此黄曲霉素的摄入量也相对较多。将该县含有黄曲霉素 B_1 的玉米喂养麻鸭,已诱发出肝脏恶性肿瘤。当地已发现鸭、鸡、猪肝脏恶性肿瘤。

肝脏恶性肿瘤高发区的广西扶绥县的玉米、花生等污染黄曲霉素也较重。

曾以霉变玉米为主粮的地区,肝脏恶性肿瘤发病和死亡率都较高。

将含有黄曲霉素 B_1 加入饲料中喂饲大鼠,半年后,能使80%的大鼠发生肝脏恶性肿瘤。虽然尚未发现黄曲霉素致人类肝脏恶性肿瘤的直接证据,也可能不是唯一的致癌因

三、肝脏恶性肿瘤的高危因素

素,但黄曲霉素与肝脏恶性肿瘤的发生有密切的关系,它可协同其他的致癌因素导致人类肝脏恶性肿瘤。

7. 饮用污染的水能诱发肝脏恶性肿瘤

应当强调,肝脏恶性肿瘤不是传染病,所以偶尔喝了污染的水是不会发生肝脏恶性肿瘤的。但是,我国几个肝脏恶性肿瘤高发区的居民都在饮用水质污浊或污染的水。

(1)广西肝脏恶性肿瘤高发区14个县市调查结果是,凡饮用污浊塘水的地区,肝脏恶性肿瘤的死亡率较高。死亡率从高到低依次为水利水、河水、浅井水,而饮用深井水地区肝脏恶性肿瘤发生率最低。

(2)广东佛山地区顺德区地势低洼,易内涝积水。每年4~8月洪水季节,潮汛频繁,闸门紧闭,水质污染,居民肝脏恶性肿瘤发病率高。而恩平市居民由于饮用井水或水库水,水质较好,肝脏恶性肿瘤发病率较低。

(3)江苏肝脏恶性肿瘤发病率和死亡率,以饮用宅沟(死水塘)和浜沟(灌溉渠)水为主的居民最高,次为饮用河水,而饮用浅井水,尤其饮用深井水的居民,极少或不发生肝脏恶性肿瘤。

从以上情况来看,饮用污染的水可诱发肝脏恶性肿瘤。近年发现,池塘中生长的蓝绿藻产生的藻类毒素有促癌作用,可能与肝脏恶性肿瘤的发生有关。

8. 亚硝胺能诱发肝脏恶性肿瘤

硝酸盐和亚硝酸盐在一定条件下可生成亚硝胺,而亚硝胺是一类强烈的化学致癌物质。在动物体内、人体内、食品及环境中皆可由其前体物质(胺类、亚硝酸盐及硝酸盐)合成亚硝胺。这些前体物质可存在于多种食品中,尤其是质量较差的不新鲜食品,如过夜的剩菜、腐烂的蔬菜等。人体合成亚硝胺的主要部位是胃,尤其患有慢性萎缩性胃炎或胃酸缺乏时,咽下去的亚硝酸盐及食物中的胺类容易合成亚硝胺。

在肝脏恶性肿瘤高发区水源中,硝酸盐的含量较高。在肝脏恶性肿瘤患者家庭所食咸菜中,亚硝胺的检出率为68.4%。而在无肝脏恶性肿瘤家庭所食咸菜中,亚硝胺的检出率为55.2%。在个例肝脏恶性肿瘤患者的手术标本中,也直接检出了亚硝胺。将咸菜中粗提的亚硝胺喂饲大白鼠,也可诱发肝脏恶性肿瘤。这些资料显示,在肝脏恶性肿瘤的病因中,亚硝胺是一个值得重视的因素。

9. 饮酒可促发肝脏恶性肿瘤

对于健康的人来说,少量饮酒可以改善全身的血液循环,使神经系统轻度兴奋,增加食欲。但国际抗癌研究中心肯定并重申:过量饮酒会使一些癌症的发病与死亡率增加。

酒类饮料的主要成分是酒精(乙醇),乙醇主要由胃吸收,而其分解代谢 90% 以上是在肝脏内完成。乙醇经肝细

三、肝脏恶性肿瘤的高危因素

胞细胞质中乙醇脱氢酶催化而生成乙醛,乙醇和乙醛都有直接刺激、损害肝细胞的毒性作用,可使肝细胞发生变性,坏死。这种对肝脏的损害作用和饮酒的量成正比关系。长期饮酒可导致严重的肝损伤、酒精性肝硬化和酒精性脂肪肝等。单独由饮酒引起的肝硬化叫酒精性肝硬化,这种肝硬化是否能引起肝脏恶性肿瘤尚无肯定的证据。但是,如果患有慢性乙型肝炎,即便是少量的饮酒也会加重肝脏的损伤,加速肝硬化的形成。

对发生肝脏恶性肿瘤的危险因素的研究发现,饮酒是仅次于乙肝病毒的危险因素。推测在乙型肝炎的基础上,酒精起着促癌因子的作用。

此外,肝脏处理酒精(乙醇)的能力有限。一般来说,体重为60千克的健康人,肝脏每小时能处理7.5克酒精,24小时约150克。24小时饮酒超过150克乙醇(相当于50度白酒300毫升),即为过量饮酒。过量饮酒或酗酒,无疑会增加肝脏的负担或损害。对于肝炎患者来说,肝功能已有损害,对乙醇代谢的酶类活动减低,肝脏解毒功能降低,即使少量饮酒,也是有害无益的。

酒类饮料中除乙醇外还夹杂着其他的危害物,如亚硝胺化合物、真菌毒素、氨基甲酸乙酯、石棉(由石棉滤料中带入),以及原料、果品上附着的残留农药或砷剂,这些成分都是致癌物。如果酒类饮料中混入甲醇或乙二醇则毒性更强。

病毒性肝炎及黄曲霉素与肝脏恶性肿瘤的发生有密切的关系,再加上过量饮酒,则有明显协同增强作用。过量饮酒会导致遗传毒效应,使细胞发生畸变。酒精损伤肝脏时会产生大量的自由基,促成肝脏恶性肿瘤。

许多欧美国家的专家认为,慢性酒精中毒可导致肝硬化,是肝脏恶性肿瘤的最大祸首。

10. 吸烟可助长肝脏恶性肿瘤

烟草中含有 40 多种有害物质,绝大部分为致癌物。烟草中致癌物可致肺癌、唇癌、口腔癌、食管癌、胃癌、肝脏恶性肿瘤、肾癌、膀胱癌等多种癌症,还可直接或间接引起呼吸系统、消化系统、神经系统、心血管系统、泌尿系统等许多疾病。

公共卫生学专家的研究结果认为,患癌症的可能性与吸烟的数量和时间成正相关。也就是说,每天吸烟支数越多,吸烟的年数越长,患癌症的机会也就越多。公共卫生学专家提出了吸烟指数的概念,用以表示吸烟与癌症的关系。吸烟指数:每天吸烟(纸烟)的支数与吸烟持续的时间(单位:年)的乘积。比如,某人每天吸烟 20 支,持续吸烟 20 年,那么,他的吸烟指数为 $20 \times 20 = 400$。统计学资料表明,吸烟指数在 400 以上者,其癌症发生率比 400 以下者高 10~15 倍。所以,把吸烟指数 400 以上的人群,定为癌症高危人群,这些人非常容易患癌症。

吸烟的另一个问题是被动吸烟。所谓被动吸烟,就是指不吸烟的人,被迫生活在充满烟草烟雾的环境中,不得不呼吸他人排出的烟。据学者们研究,这种被动吸烟者的致癌结果,并不亚于主动吸烟者。因此,政府明文规定,凡公共场所

三、肝脏恶性肿瘤的高危因素

都禁止吸烟。

国外的有关研究显示,在没有感染乙型肝炎病毒的肝脏恶性肿瘤病人中,有很多患者是长期大量吸烟的,这些人患肝脏恶性肿瘤的危险性随着每日吸烟支数的增加而增加。和不吸烟的人比较,每日吸 1~10 支烟的人,患肝脏恶性肿瘤的危险性增加 1.3 倍,每日吸烟 11~20 支的人为 2.5 倍,吸 21~30 支的人为 3.7 倍,大于 30 支的人则高达 8.4 倍。

在患过乙型肝炎的人群中,吸烟也能增加患肝脏恶性肿瘤的危险性。有研究表明,每年吸烟超过 300 支的人,患肝脏恶性肿瘤的危险性是不吸烟者的 1.5 倍。虽然吸烟和肝脏恶性肿瘤的关系还待进一步明确,但从防癌的角度看,应该戒烟。

11. 微量元素失衡能诱发肝脏恶性肿瘤

机体内有 14 种微量元素是必需的(每 100 毫升血液中含量小于 1 毫克微量元素)。在肝脏恶性肿瘤高发区,微量元素含量失衡表现在以下几个方面:

(1)水中铜、锌、镍、钴等含量较高。

(2)土壤中铜、锌、锰、钴、镍、钼等含量较高。

(3)粮食中铜、锌含量较高,而钼含量较低。

(4)居民头发和血液中的铜含量较高,而钼含量较低。

有资料表明,铜、锌、钼含量失衡与肝脏恶性肿瘤的发生有一定的关系。尤其微量元素钼能阻断亚硝胺在体内的合成。肝脏恶性肿瘤高发区的土壤中钼的含量虽然较高,但可能受到微量元素铜、锌及水中 SO_4^{2-}（硫酸根）含量较高的拮抗作用而抑制植物和人体对钼的吸收。

12. 农药能促发肝脏恶性肿瘤

20世纪40年代,曾用合成的农药对动物进行了长期的实验,实验结果证明可引起老鼠和狗的肝脏恶性肿瘤。20世纪60年代,又进行大剂量的"六六六"和"二二三"试验,可诱发一些小动物的肝肿瘤和肝脏恶性肿瘤。近年来,许多研究结果都肯定了环境污染与癌症的关系。最相关的污染源,尤其是以杀虫剂最受重视。流行病学研究指出,常接触DDT和红色三号色素者,患癌症的概率较高。世界卫生组织权威人士指出:"这种污染可能会发生在许多地区,而且潜伏在人体10年才会发病。"

在我国肝脏恶性肿瘤高发区,有机氯农药污染普遍。农药污染食品的途径有以下几种。

(1)农田使用农药时直接污染农作物。

(2)通过灌溉用水污染水产食品,除对鱼虾本身的不良影响外,人类食用此种鱼虾,将有大量农药随同摄入体内。

(3)通过土壤中沉积的农药污染食用作物。土壤中的农药一般通过植物的根系转运至植物组织内部,以有机氯农药为例,花生、胡萝卜和豌豆的吸收率较高,其次是甜菜、萝卜、黄瓜、马铃薯和大豆等。

(4)通过大气中飘浮农药污染农作物。大气中农药的量很微量,但可随着飘尘、雨水和风降落到土壤和水域,继而危

三、肝脏恶性肿瘤的高危因素

机生物和人类。

(5)饲料中残留农药转移入禽兽类食品。禽兽的饲料主要为食物的外皮、外壳和根茎等废弃部分。其农药的残留量远较可食部分多。通过饲料积累在禽兽体内的成分也可以转移到蛋类和奶中去。

13. 营养不良能诱发肝脏恶性肿瘤

蛋白质、脂肪及维生素等都是人体所必需的营养素。食物中缺乏蛋白质和B族维生素,不仅会导致营养不良、维生素缺乏,还会造成机体免疫功能减退,在人和动物中均可引起肝细胞坏死、肝脂肪变及肝硬化,而且,蛋白质缺乏还会影响细胞损伤后的修复。

脂肪进食过少,可导致脂溶性维生素缺乏,如维生素A、维生素D、维生素E等。因为维生素具有保护正常细胞、解毒和消除致癌物质的作用,如缺乏则对机体抗癌不利。国外肝脏恶性肿瘤以非洲撒哈拉沙漠以南和亚洲太平洋沿岸地区发病率较高,可能与营养不良有一定关系。我国肝脏恶性肿瘤的发病率可能与农药关系密切,也可能与经济收入低,文化水平低,卫生知识缺乏,以及饮食中缺乏蛋白质、脂肪所致的营养不良有关。

营养不良往往为多发性或复发性,最明显的是B族维生素往往有几种同时缺乏,如维生素B_1(硫胺素)、维生素B_2(核黄素)、烟酸、胆碱、生物素、叶酸、维生素B_6(吡哆醇)、维生素B_{12}(氰钴胺)等,又常常伴有多种无机盐的缺乏,如钠、钾、钙、镁、铁、碘、磷、氯等，以及微量元素的不足，如铜、氟、锌、硒、锰、铬、钼等。

若营养不良者又有饮烈性酒和吸烈性烟的嗜好，更会加重肝脏的损害，降低肝脏的解毒功能，更容易受到病毒性肝炎的感染，或成为慢性肝病者，也易诱发肝脏恶性肿瘤。

14. 肝脏恶性肿瘤有家族性聚集现象

在肝脏恶性肿瘤高发区内，有很多肝脏恶性肿瘤患者家中均有家族肝脏恶性肿瘤史，也有一个家庭中发生几例肝脏恶性肿瘤的聚集现象。有资料表明，在259例肝脏恶性肿瘤患者家庭中，有2人以上患肝脏恶性肿瘤者有40家，占15.4%，甚至有的家庭先后患肝脏恶性肿瘤者有9人之多，几代人中都出现肝脏恶性肿瘤患者。

流行病学调查发现，肝脏恶性肿瘤的这种家族聚集现象中，这些家族同时也存在病毒性肝炎（主要为乙、丙、丁型肝炎病毒）感染的聚集现象。患乙型、丙型、丁型肝炎的父母，特别是HBeAg（乙型肝炎病毒e抗原）阳性的母亲所生的新生儿有70%～90%成为无症状乙肝病毒携带者，且易导致长期或终生带毒，也可在生产分娩时或分娩后将乙肝病毒传给新生儿。如果婴幼儿不能有效地清除乙肝病毒，则会引起慢性持续性感染，成为慢性乙型肝炎、肝硬化、肝脏恶性肿瘤患者。患乙型肝炎的子女会将乙型肝炎病毒再传染给下一代。再下一代也可能发展为慢性乙型肝炎、肝硬化、肝脏恶性肿瘤。

三、肝脏恶性肿瘤的高危因素

因此,肝脏恶性肿瘤患者的家族聚集性主要是由乙型肝炎病毒的聚集所造成的(即饮食条件相同加上疾病相互传染)。

目前,没有肯定的证据支持肝脏恶性肿瘤会遗传。

15. 肝脏恶性肿瘤有高发区

在国外,肝脏恶性肿瘤主要流行在东南亚、非洲一些国家。如莫桑比克的洛伦索马贵斯、南非的斑图、尼日利亚的伊巴丹、新加坡的中国血统居民、乌干达的坎帕拉和夏威夷的各族居民。而欧洲、美洲以及澳洲肝脏恶性肿瘤的发病率很低。

在国内的肝脏恶性肿瘤高发区主要是东南沿海地区,其肝脏恶性肿瘤的发病率比内地高。高发区主要有下列地区。

(1)广西:扶绥、隆安。
(2)福建:厦门、同安。
(3)江苏:启东、海门。
(4)上海:崇明、南汇。

以这些地区为中心,以同心圆递减规律向周围扩散。这些地区的共同特点是,温暖、潮湿、多雨。

肝脏恶性肿瘤较集中地分布于某些地区,提示环境因素与肝脏恶性肿瘤的发生有密切关系,可能这些地区存在有某种强烈的致癌因素。

16. 肝脏恶性肿瘤没有传染性

肝脏恶性肿瘤是指肝细胞或肝内胆管细胞发生的癌肿。目前,肝脏恶性肿瘤的病因及发病机制尚未完全阐明,可能与多种因素的综合作用有关。

尽管肝炎病毒、黄曲霉素 B_1 及其他化学致癌物质与肝脏恶性肿瘤的发病有重要关系,但肝脏恶性肿瘤患者并无病原体(细菌、病毒、真菌、寄生虫等)排出,因此,肝脏恶性肿瘤没有传染性。

与肝脏恶性肿瘤患者接触密切的人患肝脏恶性肿瘤的危险性并不比不接触肝脏恶性肿瘤患者的人大。因此,肝脏恶性肿瘤患者无需采取隔离措施,而接触或护理过肝脏恶性肿瘤患者的人,也不必担心被传染肝脏恶性肿瘤。

应当指出,我国的肝脏恶性肿瘤患者不同于欧美的肝脏恶性肿瘤患者,多在乙型肝炎的基础上发生肝脏恶性肿瘤。由于乙型肝炎可以通过密切接触而相互传染,因此接种乙型肝炎疫苗可以预防乙型肝炎,从而阻断慢性肝炎,肝硬化,肝脏恶性肿瘤的三部曲,但不可误认为肝脏恶性肿瘤有传染性。

四、肝脏恶性肿瘤的高危人群

1. 肝脏恶性肿瘤的人群分布

(1)年龄:不同地区的人群,肝脏恶性肿瘤的好发年龄有明显差别。一般来说,肝脏恶性肿瘤流行程度比较严重的地区,40岁以下年龄组肝脏恶性肿瘤发病率较高,而流行程度比较低的地区,60岁以上年龄组肝脏恶性肿瘤发病率较高。莫桑比克男性25～34岁组肝脏恶性肿瘤发病率为美国同龄组的500倍。

在我国,凡肝脏恶性肿瘤死亡率高的地区,其死亡率亦向小年龄组推移,青壮年肝脏恶性肿瘤死亡率较高。

肝脏恶性肿瘤流行愈严重的地区,肝脏恶性肿瘤患者平均年龄愈低。如非洲某地平均37.6岁,印度47.8岁,新加坡50岁,日本56.7岁,美国57岁,加拿大64.5岁。我国扶绥42.5岁,启东48.5岁,浙江慈溪53.7岁,湖北52.9岁,山东57.5岁,湖南50.5岁,甘肃55岁,北京58.6岁。

本病可发生在任何年龄段,以40～49岁为多见。

(2)性别:一般地区男性肝脏恶性肿瘤多于女性,男女之比为2∶1。在肝脏恶性肿瘤高发地区的莫桑比克、尼日利亚、新加坡、夏威夷均高于3∶1。一些低发区,如智利、冰岛等国,则女性略高于男性,男女之比为(0.5~0.9)∶1。在丹麦,男女肝脏恶性肿瘤发病率接近。我国男女性别之比为(2~5)∶1。

我国肝脏恶性肿瘤死亡率较高的地区如,广西扶绥男女性别之比为5.64∶1,江苏启东为3.41∶1,上海市为2.65∶1。肝脏恶性肿瘤死亡率较低的地区,如湖北男女性别之比为2.3∶1,甘肃为1.6∶1。男女性别之差异的原因,迄今为止,还没有一个满意的解释。

(3)职业:在国内几个肝脏恶性肿瘤高发区中,肝脏恶性肿瘤发病率、死亡率最高的是农民。

2. 肝脏恶性肿瘤的高危人群

肝脏恶性肿瘤的高危人群是指在流行病学范围内,那些有发生肝脏恶性肿瘤的高度危险的人群。也就是说,在肝脏恶性肿瘤的高危人群中发生肝脏恶性肿瘤的可能性远远高于一般人群。

以下属于肝脏恶性肿瘤的高危人群。

①40岁以上的中老年人,特别是男性中老年人。

②有乙型、丙型、丁型肝炎病史者,特别是慢性病毒性肝炎,持续的慢性炎症可发展为肝硬化甚至肝脏恶性肿瘤。

③丙型病毒性肝炎感染后肝硬化发生率高于乙型肝炎病毒感染后肝硬化,由丙肝到肝脏恶性肿瘤一般需20~25年。

④乙型肝炎病毒标志物阳性人群。

四、肝脏恶性肿瘤的高危人群

⑤有肝脏恶性肿瘤家族史的人群。
⑥有长期饮酒、吸烟史的人群。
⑦长期以发霉变质的粮食为主粮的人群。
⑧长期饮用污染水质的人群。
⑨肝脏恶性肿瘤高发区的居民,特别是30~50岁的男人。

3. 肝脏恶性肿瘤的临床分期

肝脏恶性肿瘤分为以下4期。

(1)早期亚临床期:早期亚临床期是指现有的影像学检查手段不能检测出肝脏恶性肿瘤病灶,但应用血清学检测甲胎蛋白升高。

(2)亚临床期:亚临床期是指在临床上患者没有肝脏恶性肿瘤的症状和体征,但血清甲胎蛋白升高,影像学检查已经能发现肝脏恶性肿瘤病灶。

(3)中期:中期是指肝脏恶性肿瘤患者已经出现肝脏恶性肿瘤的临床症状和体征。

(4)晚期:晚期时指肝脏恶性肿瘤患者的肝功能出现失代偿表现,如皮肤及巩膜黄染、腹水、消瘦或远处转移。

亚临床肝脏恶性肿瘤是一种早期肝脏恶性肿瘤,因为患者没有任何不适感觉和体征,所以不会主动到医院就诊,只是在肝脏恶性肿瘤普查时,由测定血清甲胎蛋白增高或B型超声波检查,才能发现亚临床肝脏恶性肿瘤。

亚临床肝脏恶性肿瘤因病期较早,癌肿较小,手术切除机会多,获得根治的希望也大,术后生存期可长达10年以上。

4. 肝脏恶性肿瘤的病理分型

(1)大体形态分型

①块状型。最多见。癌肿直径在5厘米以上,大于10厘米者,称巨块型,可呈单个、多个,或融成块,多为圆形,质硬,呈膨胀性生长,癌肿边缘可出现小卫星灶。此型癌肿容易发生坏死,引起肝破裂。

②结节型。为大小和数目不等的癌结节,一般直径不超过5厘米。癌结节多分布在肝左叶,与周围组织分界不甚清楚。常伴有肝硬化。

③弥漫型。有米粒至黄豆大小的癌结节分布于整个肝脏,肉眼不易与肝硬化区别。肝不大,甚至缩小。患者多因肝衰竭而死亡。

④小癌型。孤立的直径小于3厘米的癌结节或相邻两个癌结节直径之和小于3厘米者,称为小肝脏恶性肿瘤。

(2)细胞分型

①肝细胞型。癌细胞由肝细胞发展而来,该型占肝脏恶性肿瘤的90%。癌细胞呈多角形或圆形,排列成巢或索间有丰富的血窦而无间质成分。

②胆管细胞型。癌细胞由胆管细胞发展而来,此型少见。癌细胞呈立方形或柱状,排列成腺体。纤维组织较多,血窦较少。

③混合型。上述两型同时存在,或呈过渡形态,既不完全像肝细胞,又不完全像胆管细胞,此型更少见。

四、肝脏恶性肿瘤的高危人群

5. 肝脏恶性肿瘤的转移特点

(1)血行转移:肝内血行转移是指肝脏恶性肿瘤细胞从原发部位经门静脉小分支转移到肝内,引起多发性转移灶,就如卫星围着地球一样。如门静脉的干支有转移的癌栓阻塞,可引起门静脉高压和顽固性腹水。

肝外血行转移,常见的部位是肺,几乎达半数。在 X 线胸片上,可以见到肺部多发性、圆形、边缘清楚的结节。其次为肾上腺、骨、主动脉旁淋巴结、锁骨上淋巴结、皮肤及脑等。

(2)淋巴转移:转移到肝门淋巴结最多,也可转移至胰、脾、主动脉旁淋巴结、锁骨上淋巴结。

(3)种植转移(直接浸润):少见。肝包膜的癌细胞可种植在腹膜、膈肌、胸腔等处,可引起血性腹水、胸水。如种植于盆腔,可在卵巢形成较大的肿块。

最近,美国科学家发现癌细胞转移与扩散的新方式。《天然医学》刊登了美国马萨诸塞综合医院皮肤生物研究中心医生戴特马尔领导的一项研究。研究人员使用一种新技术观察淋巴管在肿瘤中的生长过程,结果发现了癌细胞转移和扩散的方式。

长期以来,人们只知道癌细胞扩散的方式,须由淋巴结通过淋巴管的管道,慢慢地扩张恶性肿瘤的地盘。医学界能够确认恶性肿瘤周边的淋巴管,但并不能证明这个输送管道同时也在恶性肿瘤内部运作。

研究发现,癌细胞会使淋巴管不仅仅在肿瘤周边生长,还在肿瘤内部形成一种物质,这种瘤细胞释放出最高阶层的物质——被称之为 VECF-C。研究者认为,淋巴系统和瘤细胞转移的关联性几乎达到 100%。也就是说,肿瘤内淋巴管愈多,癌细胞转移到淋巴结和肺的机会也愈多,转移的范围愈广。研究结果有助于医生决定如何治疗癌患。未来也可遏制 VECF-C 的活动方式,制止癌细胞借由淋巴系统扩散与转移。

五、肝脏恶性肿瘤临床表现

1. 肝脏恶性肿瘤起病隐匿，早期缺乏典型症状

早期肝脏恶性肿瘤患者，可以没有任何症状和体征，故称为亚临床肝脏恶性肿瘤，都是对健康人群进行普查化验甲胎蛋白（AFP）发现的。而患者因出现肝脏恶性肿瘤症状和体征就诊时多属肝脏恶性肿瘤的中晚期，已失去手术根治切除的机会。

早期发现肝脏恶性肿瘤仅凭临床症状是不够的。对于肝脏恶性肿瘤的高危人群应定期进行肝脏恶性肿瘤普查，可检出亚临床肝脏恶性肿瘤，治疗效果明显提高。

你属于下列肝脏恶性肿瘤高危人群吗？

(1) 5年以上的乙型肝炎或丙型肝炎病毒标志阳性者。
(2) 35岁以上男性有慢性肝炎病史者。
(3) 长期饮酒者。
(4) 临床已诊断为患有肝硬化7年以上者。
(5) 有肝脏恶性肿瘤家族史者。
(6) 目前有不明原因的肝区疼痛、消瘦及进行性肝大者。

(7)曾检测甲胎蛋白(AFP)有过异常,而未排除肝脏恶性肿瘤者。

(8)凡属肝脏恶性肿瘤高发地区高发年龄(35~50岁)的男性。

如果你属于肝脏恶性肿瘤高危人群,应每半年或每季度抽血检测甲胎蛋白(AFP)1次,肝脏恶性肿瘤检出率是自然人群的40倍左右。凡AFP持续低浓度增高而转氨酶正常者,往往是亚临床肝脏恶性肿瘤的主要表现。

当高度怀疑肝脏恶性肿瘤而又不能确诊时,还应做其他有关检查,如B超、CT、放射性同位素肝扫描、X线肝血管造影、肝穿刺活检及腹腔镜等。

肝脏恶性肿瘤可发生于任何年龄的人,如果能提高对肝脏恶性肿瘤的警惕,当怀疑肝脏恶性肿瘤时,及时进行有关检查,有可能早期发现肝脏恶性肿瘤。

你不该不知道,肝脏恶性肿瘤之所以治疗效果不佳,一个重要的原因是不易早期发现。因为直径小于5厘米的肝脏恶性肿瘤可以没有任何表现,而直径大于5厘米的肝脏恶性肿瘤又无根治的治疗方法。

你不该不知道,在肝脏内从出现肝脏恶性肿瘤细胞开始,再经过不断分裂、增生、发展、扩大,直至在肝脏内发展成小于5厘米直径的单一癌瘤肿块,历时需10个月的时间。

癌瘤再继续发展、增大,其范围超过肝脏的一个叶以上时,又需9个月的时间。此时患者才可能出现临床症状。也就是说,一个人肝脏内从出现癌细胞到出现临床症状,历时

五、肝脏恶性肿瘤临床表现

1年半(约19个月)。

因此,绝不可单纯依靠出现临床症状作为肝脏恶性肿瘤早期表现,再去就诊。事实上,此时肝脏恶性肿瘤直径已经大于5厘米。

你不该不知道,从无症状的亚临床肝脏恶性肿瘤发展到有轻微临床表现,如肝区不适或微痛时需3～6个月。错过这段时间,治愈率就会明显下降。因此,早期发现肝脏恶性肿瘤十分重要。

2. 肝脏恶性肿瘤的中晚期表现

肝区不适、肝区疼痛、上腹疼痛是肝脏恶性肿瘤的中晚期表现。肝脏恶性肿瘤的肝区疼痛有以下特点。

(1)肝脏恶性肿瘤患者有50%～68%可出现肝区疼痛,往往是持续性胀痛、隐痛或钝痛。

(2)如牵涉右肩疼痛时,癌肿已侵犯膈肌。

(3)肝脏恶性肿瘤生长缓慢者,可不出现肝区疼痛,约占20%。

(4)肝区剧痛,约占10%以下,由于肝表面的癌结节破裂,癌组织和血液流入腹腔,可突然出现肝区剧痛,并迅速延及全腹痛,出现昏厥及休克等急腹症的表现。

上述这些症状并非肝脏恶性肿瘤所特有,如果伴有食欲缺乏、疲乏无力时,你不该误以为"慢性胃炎""慢性肝炎""慢性胆囊炎"等贻误病情。尤其经过合理的治疗,上述症状非但不能缓解,反而逐渐加重时,应及时做进一步检查,不可掉以轻心。

任何一位医生,都不该不知道肝脏恶性肿瘤高危人群,也不该不知道一个常识,即肝脏恶性肿瘤可发生于任何年龄的人。尤其肝脏恶性肿瘤高危人群出现肝区疼痛时,切忌轻率的做出"慢性胃炎""慢性肝炎""慢性胆囊炎"的诊断。

任何医生,不该不知道,肝脏恶性肿瘤应与急性肝炎、慢性肝炎活动期、肝硬化活动期进行鉴别。

急性病毒性肝炎、慢性病毒性肝炎活动期及肝硬化活动期时,血清甲胎蛋白(AFP)若在近期内明显升高者,多提示有肝脏恶性肿瘤的可能性。

若甲胎蛋白(AFP)和丙氨酸氨基转移酶(ALT)动态曲线平行或同步升高,或 ALT 持续升高是正常值的数倍,则活动性肝病的可能性较大。

若 AFP 和 ALT 二者动态曲线分离,即 AFP 值升高,而 ALT 值正常或由升高又降低者,则应多考虑肝脏恶性肿瘤的可能。

3. 肝脏恶性肿瘤的晚期体征

肝脏进行性增大是肝脏恶性肿瘤的晚期体征。

(1)患肝脏恶性肿瘤时肝脏增大的特点

①肝脏恶性肿瘤患者的肝脏可于短时间内迅速增大。

②可于右肋缘下和(或)剑突下触及增大的肝脏或癌块。

③肝脏表面凹凸不平、质地坚硬,并有触痛感。

④肝脏恶性肿瘤的肿块可随呼吸及体位的改变而移动。

五、肝脏恶性肿瘤临床表现

⑤上腹部可呈现局部隆起或饱满。

⑥如肝脏恶性肿瘤位于膈面时,肝脏可使膈肌抬高而肝下缘可不明显。触诊不易发现肝脏增大。

⑦肝脏恶性肿瘤伴有肝硬化门静脉高压者,可出现脾大、腹水、静脉侧支循环形成。

⑧肝脏腹水。可迅速增多,多为漏出液或是血性腹水。

⑨肝脏恶性肿瘤晚期可出现皮肤及巩膜黄染,且进行性加重。

⑩肝脏恶性肿瘤增大在压迫肝动脉或腹腔动脉时,可于肝区听到吹风样血管杂音。

(2)原发性肝脏恶性肿瘤须与肝硬化进行鉴别

由于肝脏恶性肿瘤多发生于肝硬化的基础上,因此肝脏恶性肿瘤与肝硬化的鉴别有时很困难。

凡出现下列情况者,肝脏恶性肿瘤的可能性很大。

①原有肝硬化者,近期出现明显的肝脏增大;或有明显的肝区疼痛、发热、消瘦等。

②肝脏表面可触及质地坚硬的大结节。

③或肝脏萎缩变形而影像检查发现有占位性病变者。

此时,进行 AFP 的检测,如 AFP 是低浓度阳性,且持续长达 2 个月以上,而血清丙氨酸氨基转移酶(ALT)正常,要特别警惕亚临床肝脏恶性肿瘤的发生。

如经 AFP 检测仍不能鉴别肝脏恶性肿瘤与肝硬化时,要检测 AFP 异质体。AFP 异质体可分为 LCA 结合型和 LCA 非结合型两种,如是肝脏恶性肿瘤者其血清中 LCA 结合型比值高于25%，而肝硬化者其血清LCA结合比值低于25%。

(3)肝脏增大还应与肝脓肿进行鉴别

①细菌性肝脓肿的特点

● 起病急骤。常于24小时内迅速出现高热、畏寒或寒战，并有细菌感染病史。

● 毒血症症状明显。面色苍白，四肢发冷，嗜睡或烦躁不安，白细胞计数增高，核左移。

● B超检查。可见液性平面，肝表面光滑无结节。

● 肝区疼痛剧烈，叩击痛明显。

● 肝脓肿穿刺排脓量小，多是黄色脓液。

● 抗生素治疗有明显疗效。

②阿米巴肝脓肿的特点

● 多有肠阿米巴病病史。

● 常有发热、盗汗等消耗症状，持续数周或数月或1~2年之久。

● 肝区有胀满沉重感、钝痛、有叩击痛、挤压痛。

● 肝脏肿大但表面平滑无结节，右上腹肌紧张，肝触痛明显。

● B超检查肝区有液性平段。

● X线检查可见右侧膈肌抬高。

● 血清特异性抗体阳性。

4. 肝脏恶性肿瘤有特殊的全身表现

肝脏恶性肿瘤患者除有上述表现外，还有进行性消瘦、

五、肝脏恶性肿瘤临床表现

发热、食欲缺乏、乏力、营养不良及恶病质等。

但是,肝脏恶性肿瘤患者还有特殊的全身表现,主要有称之为伴癌综合征,包括有下列症状。

(1)自发性低血糖症:发作时血糖甚低,且多见于饥饿时或呈自主性,并不以多进食防止发作。

(2)红细胞增多症:患者出现头痛、头胀、头晕。由于高血容量、血液黏滞性增高及血管扩张,患者可有出血倾向;患者血红蛋白、红细胞计数及红细胞压积均增高。

(3)高钙血症:患者可出现嗜睡、发热、烦躁、食欲缺乏、多尿、脱水、体重下降、高血压,严重者有肾实质钙化、血尿。甚至发展为肾衰竭等。

(4)高脂血症:患者可出现高异常脂蛋白血症,高脂血症者常常是通过血液生化检查发现。

(5)男性乳腺发育症:患者出现乳房胀痛和压痛的坚实肿块。

对于有肝脏增大的患者,一旦出现上述五种表现中任何一种者,必须警惕肝脏恶性肿瘤的可能,应去医院进行有关检查。

凡慢性乙型肝炎、慢性丙型肝炎患者出现这些症状时,必须考虑肝脏恶性肿瘤的可能。多数患者已非早期,不可轻易做出单纯诊断为"低血糖症""红细胞增多症""高钙血症""高脂血症"及"男性乳腺发育症"等来解释和治疗,以免延误诊断。

5. 肝脏恶性肿瘤的转移症状

肝细胞癌早期多发生肝内转移,肝外转移以血行转移为多,也可经淋巴转移,而胆管细胞癌早期即可发生广泛肝外转移,且以淋巴转移为常见。出现以下表现者,则提示肝脏恶性肿瘤已有转移,这是谁都不愿意看到的事实。

(1)肺转移:患者出现咳嗽、咳痰、咯血、呼吸困难,合并细菌感染时可出现发热、畏寒、胸痛、咳黄痰或痰中有血丝等。

(2)胸膜转移:多见于右侧,患者出现胸痛、咳嗽、呼吸困难、血性胸水,面部水肿等。

(3)肝内转移:若引起门静脉高压者,患者可出现脾肿大、腹水、黄疸、静脉侧支循环形成,如腹壁静脉曲张、食管和或胃底静脉曲张等。

(4)骨转移或脊椎转移:患者出现局部疼痛和局部压痛或神经受压症状,如截瘫等。

(5)脑转移:患者可出现头痛、头晕、恶心、呕吐、失明、失听、神志改变或其他神经定位体征等。

(6)急性肺梗死:患者可突然出现严重的呼吸困难,是由于癌栓栓塞较大肺动脉所致。

(7)锁骨上淋巴结转移:患者可出现锁骨上淋巴结肿大,多见于左侧锁骨上淋巴结,其质地坚硬,有橡皮样感,无压痛。

(8)其他部位转移:如肝脏恶性肿瘤细胞可直接种植到

五、肝脏恶性肿瘤临床表现

腹膜和卵巢表面,形成种植性转移;晚期可通过肝静脉转移到肾及肾上腺。

肝脏恶性肿瘤的发生与乙型肝炎、丙型肝炎、肝硬化有密切关系。肝脏恶性肿瘤患者 HBsAg 阳性率可高达 80% 以上。国外报告,在肝脏恶性肿瘤高发地区有 60%～90% 的肝脏恶性肿瘤是来自乙型肝炎病毒感染,最近又认为丙型肝炎病毒感染是肝脏恶性肿瘤发生的原因之一。

在日本有 70%,在西欧有 65%～75% 的肝脏恶性肿瘤患者发现丙型肝炎病毒抗体阳性。

据统计,一般需经 7 年左右的时间肝硬化患者可发展为肝脏恶性肿瘤。当然,并非全部肝硬化患者都会发展为肝脏恶性肿瘤。

在这里,我们提醒医生和患有乙型肝炎、丙型肝炎及肝硬化的患者,一旦出现上述症状时,要想到肝脏恶性肿瘤转移的可能,除积极对症治疗外,必须进行排除肝脏恶性肿瘤的有关检查。

①甲胎蛋白检测。

②肝功能检查。

③肝脏 B 超检查。

④CT 检查。

⑤同位素肝扫描。

⑥肝动脉造影检查。

⑦肝穿刺活检。

⑧腹腔镜检查。

六、肝脏恶性肿瘤早期发现

1. 早期发现肝脏恶性肿瘤的是你自己

任何人在一生中都有可能患上肝脏恶性肿瘤。据报道,肝脏恶性肿瘤既可发生于刚出生不久的新生儿,也可发生于百岁老人。虽然以上8种特殊检查方法对肝脏恶性肿瘤的诊断有重要意义,但是,如果不能定期健康普查或不能早期发现可疑症状或对肝脏恶性肿瘤的医学知识一无所知,那么,仍然会失去早期诊断、早期治疗的机会。因此,早期发现肝脏恶性肿瘤的诊断往往不是医院里的医生,而是患者自己。怎样才能自我早期发现肝脏恶性肿瘤呢?一般来说,应从以下几方面着手。

(1) 自我定位肝脏恶性肿瘤高危人群

① 35岁以上男性有慢性病毒性肝炎病史者,其中与肝脏恶性肿瘤有关的已知有乙型、丙型及丁型病毒肝炎病毒的感染史。

② 有5年以上的乙型肝炎或丙型肝炎病毒标志物阳性,据报道有65%~75%的肝脏恶性肿瘤患者的丙型肝炎病毒抗体呈阳性。

六、肝脏恶性肿瘤早期发现

③有 7 年以上肝硬化病史者,可能发展为肝脏恶性肿瘤,其中以坏死后肝硬化为最多,肝炎后肝硬化次之,门脉肝硬化最少。

④长期饮酒者,肝脏恶性肿瘤的发生与饮酒量、酒龄(饮酒时间长短),以及同时又吸烟有密切关系。

⑤长期进食被黄曲霉素污染的食物,可增加患肝脏恶性肿瘤的危险性。

凡属上述 5 种人中的任何一种人,患肝脏恶性肿瘤的可能性比一般人群明显增加。

(2)学习和掌握肝脏恶性肿瘤医学科普知识

要有效地早期发现肝脏恶性肿瘤,学习和掌握有关肝脏恶性肿瘤的早期表现是非常必要的。否则自我观察、自我早期发现、自我预防就无从谈起。你必须掌握以下情况。

①甲胎蛋白(AFP)检测。现已广泛用于肝脏恶性肿瘤的普查。凡普查时发现 AFP 阳性可早于肝脏恶性肿瘤症状出现 8~11 个月。肝细胞癌 AFP 阳性率为 70%~90%。

②肝脏恶性肿瘤临床症状。肝脏恶性肿瘤起病隐匿,早期往往没有典型症状。但若抽血检测 AFP 可以检查出尚无任何临床症状和体征的早期病例,即称之为亚临床肝脏恶性肿瘤患者。此时,手术治疗效果最佳。

③早期肝脏恶性肿瘤患者(一部分患者)可出现食欲缺乏,疲乏无力,肝区或上腹部不适或隐痛,上腹部胀满等症状。然而,你不该不知道,这些早期症状并非肝脏恶性肿瘤所特有。所以,极易被你及你的家属误以为"慢性胃炎""慢

性肝炎""慢性胆囊炎",你和你的家属又极易接受医生做出如上诊断,并希望得到相应治疗。

④我们提醒你及你的家属,倘若是肝脏恶性肿瘤则往往不能缓解,相反,上述症状还会逐渐加重。

此时,你应该及时做进一步检查,若做排除肝脏恶性肿瘤的检查,可能会遇到以下4关。

● 个人关:即使自己出现上述症状,不愿意或不敢想到肝脏恶性肿瘤,一怕肝脏恶性肿瘤真的来了,二怕家人说恐癌症,没事找事而拒绝检查。

● 家庭关:凡出现上述症状者,若向家人说:"我要不要检查一下是不是肝脏恶性肿瘤?"家人的第一反应是否定,接着做思想工作。事实上是家人恐惧肝脏恶性肿瘤而拒绝检查。

● 迷信关:有自觉症状者和其亲人都不敢想癌,尤其不敢想肝脏恶性肿瘤,并迷信想是肝脏恶性肿瘤便会得肝脏恶性肿瘤之说,认为说癌不吉利而拒绝检查。

● 医生关:肝脏恶性肿瘤的诊断不是任何一级医院都有能力做出早期诊断,也不是任何一名医生都有水平认识早期肝脏恶性肿瘤,有些医生很可能批评就诊者患了"恐癌症",而患者和家属又恰恰希望听到医生说不是肝脏恶性肿瘤的诊断,因过分相信医生而拒绝检查。

(3)患者明智的选择

①凡属肝脏恶性肿瘤高危人群,至少每半年检查一次AFP,直至终生,可以无例外的早期发现亚临床肝脏恶性肿

六、肝脏恶性肿瘤早期发现

瘤。这种检查方法患者痛苦少,费用低,安全,可靠。

②凡出现上腹部和肝区不适或隐痛者,经正确治疗1～2周无效或反而加重者,应选择一家专科医院进行能排除肝脏恶性肿瘤的有关检查。

总之,如果能提高警惕,想到有肝脏恶性肿瘤的可能,及时做各种相关检查,肝脏恶性肿瘤是有可能早期或相对早期被发现的。

早期发现肝脏恶性肿瘤最好的医生是自己,一旦出现蛛丝马迹的肝脏恶性肿瘤表现,千万不要不愿意或不敢去想,甚至拒绝就医。拒绝就医是肝脏恶性肿瘤患者最大的遗憾。

若能在肝脏恶性肿瘤早期即积极治疗,5年生存率高达92%,并能长期生存下去。

2. 血清甲胎蛋白检查的临床意义

甲种胎儿蛋白质是由18种氨基酸所组成的,简称甲胎蛋白(AFP)。

这种蛋白质是由胚胎时期的肝细胞、卵黄囊细胞及消化道上皮细胞产生。主要来自胚胎的肝细胞,为胎儿血清中的正常成分,故称甲胎蛋白。

胎儿出生后2周左右,甲胎蛋白便从血清中消失。因此,除了妊娠期妇女及出生后的新生儿外,正常的成年人肝细胞已失去合成甲胎蛋白的能力,仅能用最敏感的放射免疫检测到微量的甲胎蛋白。正常人血清中甲胎蛋白的含量不足20微克/升。

但患肝脏恶性肿瘤时肝细胞极度增生,肝脏恶性肿瘤细胞便有重新合成甲胎蛋白的能力。因此,如果一个人的血清中检测到甲胎蛋白的含量明显增高,如果排除肝坏死的恢复期,应首先考虑到罹患肝脏恶性肿瘤的可能性。

(1)检测方法

①放射免疫检测法(RIA)。

②AFP单克隆抗体酶免疫检测法(EIA)。

目前,多用以上两种快速测定法检测,因方法灵敏、准确、便捷,无须特殊设备,适用于普查。

(2)临床意义

①确定诊断。甲胎蛋白对于肝细胞癌而言,其确定诊断仅次于病理组织学检查。肝细胞癌AFP阳性率为70%~90%。

②诊断肝细胞癌的标准。AFP浓度通常与肝脏恶性肿瘤肿块大小有关,即肝脏恶性肿瘤肿块直径越大,AFP浓度越高。在排除妊娠和生殖腺胚胎瘤后,AFP检测诊断肝脏恶性肿瘤的标准是:

● AFP值大于500微克/升,持续4周或以上。

● AFP值由低浓度逐渐上升而不降者。

● AFP值在200微克/升以上的中等水平持续8周或以上。

③早期诊断肝脏恶性肿瘤,为迄今唯一能够诊断出亚临床肝脏恶性肿瘤的肿瘤标记物。在普查中,AFP值增高可以在症状出现前8~11个月,做出肝脏恶性肿瘤的诊断。

六、肝脏恶性肿瘤早期发现

(3) 鉴别诊断

①活动性慢性肝炎和肝硬化患者可有 20%～45% 的病例,其 AFP 值呈低浓度阳性,但多不超过 200 微克/升,并常出现血清丙氨酸氨基转移酶(ALT)明显升高,与 AFP 是同步关系,一般在 1～2 个月内随病情好转和 ALT 下降而下降。

②如果 AFP 值是低浓度阳性并持续 2 个月或以上,而 ALT 值又正常者,也应考虑亚临床肝脏恶性肿瘤的存在。

③良性肝病的 AFP 升高可能显著(＞400 微克/升),或原发性肝脏恶性肿瘤的 AFP 值升高也可能不显著(＜400 微克/升),因此,不能完全根据血清 AFP 浓度鉴别良性与恶性肿瘤。

在上述情况下,可应用扁豆凝集素 LCA 亲和双向放射免疫电泳方法检测,将人体血清 AFP 可分成 LCA 结合型和 LCA 非结合型比值低于 25%。

所以,根据两种异质体的比值可以鉴别良性肝病与恶性肝病,而对肝脏恶性肿瘤的诊断率为 87.2%,假阳性仅为 25%,且诊断不受 AFP 浓度、肿瘤大小和病情及病期早晚的影响。

④亦可选用 AFP 单克隆抗体,针对 LCA 结合型 AFP 的单克隆抗体建立特异性强、灵敏度高的方法,或将抗体用核素标记,也有助于鉴别良性肝病与肝脏恶性肿瘤,以及肝脏恶性肿瘤的定位。

⑤有助于评估肝脏恶性肿瘤病期、肿块大小和切除的可能性。

从肝脏恶性肿瘤总体而言,甲胎蛋白定量高低与上述因素呈正相关,即甲胎蛋白定量越低,通常情况下病理越早、肿块越小、手术切除的可能性越大。

⑥有助于预测复发。甲胎蛋白上升,提示病情恶化或癌症复发;甲胎蛋白下降,提示病情好转或临床症状得到改善。

⑦有助于评估手术切除是否彻底。手术后甲胎蛋白降至正常,提示手术切除彻底;若手术后甲胎蛋白不降至正常范围者,多提示手术切除不彻底;曾降至正常而又明显升高者,多提示复发。亦可在复发症状出现前6~12个月做出预报。

⑧有助于评估各种治疗疗效。治疗后甲胎蛋白转阴率越高,其治疗疗效越好;治疗后甲胎蛋白不转阴或反而更高者,则提示治疗疗效不佳或无效。

3. 血清酶学检测的临床意义

(1) γ-谷氨酰转肽酶同工酶Ⅱ(γ-GT2)

γ-谷氨酰转移酶是存在于肝脏中的一种重要的酶,它与氨基酸的代谢有密切关系,在患有肝脏恶性肿瘤,慢性活动性肝炎、肝硬化、梗阻性黄疸等均会升高。所以,应用γ-谷氨酰转移酶诊断肝脏恶性肿瘤时其特异性较差。

近年来,应用聚丙烯酰胺凝胶电泳将血清γ-谷氨酰转移酶(γ-GT)分出10余种类型同工酶各条带,其中γ-谷氨酰转移酶同工酶Ⅱ(γ-GT2)在原发性和转移性肝脏恶性肿瘤的阳性率可提高到90%,其诊断肝脏恶性肿瘤的特异性高

六、肝脏恶性肿瘤早期发现

达 97.1%。而良性肝病和肝外疾病假阳性率低于 5%。

应当指出的是,γ-GT2 与 AFP 并无相关性,即使在 AFP 低浓度的肝脏恶性肿瘤及假阳性的肝脏恶性肿瘤中,γ-GT2 也有较高的阳性率。甚至在小肝脏恶性肿瘤中 γ-GT2 阳性率也有 78.6%。因此,血清 γ-GT2 的检测对诊断肝脏恶性肿瘤,特别是诊断 AFP 阴性的肝脏恶性肿瘤有着重要意义。

(2)α-L 岩藻糖苷酶(AFU)

α-L 岩藻糖苷酶是肝脏中存在的一种与糖蛋白或脂蛋白代谢有关的酶类,正常人血清中 AFU 含量很少。在患有原发性肝脏恶性肿瘤、转移性肝脏恶性肿瘤及良性肝病患者血清 AFU 可有不同程度的升高,假阳性率为 10%~20%。

但肝细胞癌患者血清中 AFU 活性明显升高,如果血清中的 AFU 超过 110nkat(1nkat 等于 0.06 国际单位)者,应考虑患有肝细胞癌的可能,其诊断敏感性为 75%,其特异性为 90%。

应当指出,AFU 与 AFP 二者间没有相关性。即使在 AFP 阴性的肝脏恶性肿瘤患者,AFU 的阳性率也较高,对 AFP 阴性肝脏恶性肿瘤及小肝脏恶性肿瘤的检测中,AFU 的阳性率也在 70% 以上。因此,AFU 的检测对诊断 AFP 阴性肝脏恶性肿瘤和小肝脏恶性肿瘤有着重要意义。

(3)异常凝血酶原(AP)

在身体各处受到创伤并出血后,血液中的各种凝血因子或为糖蛋白或为脂蛋白,多处于不活泼的前酶(即酶原)状态。当酶的前酶被某种因素激活后,即能转变为具有活性的酶。酶又可促进下一个酶的活性,形成一种连锁反应,直至最后形成纤维蛋白凝块,使出血停止。所以,凝血酶原是存在于正常人血浆中的一种重要的凝血因子。

异常凝血酶原的化学结构和功能均与正常的凝血酶原不同,在正常人血清中不存在这种异常凝血酶原。但患肝脏恶性肿瘤时肝脏恶性肿瘤细胞有合成和释放谷氨酸羟化不全的异常凝血酶原的功能。

应用放射免疫方法测定 AP,以≥250 微克/升者为阳性。肝细胞癌患者阳性率为 67%,而良性肝病、转移性肝脏恶性肿瘤患者有极少数可呈阳性。因此,异常凝血酶原的检测对亚临床肝脏恶性肿瘤具有早期诊断意义。

(4)其他肿瘤标志物的检测

①酸性同工铁蛋白(AIF)。

②醛缩酶 A(ALD-A)。

③5′-核苷酸磷酸二酯酶同工酶 V(5′-NPDV)。

上述 3 种肿瘤标志物在肝脏恶性肿瘤时其值均增高,特异性强,AFP 阴性的肝脏恶性肿瘤时也增高,其阳性率均在 70% 以上。

④碱性磷酸酶同工酶 I(ALD-I)几乎只见于肝细胞癌时增高,特异性强,但阳性率低,仅 24.8%。

综上所述,除 AFP 之外,血清酶学检测对原发性肝脏恶性肿瘤,尤其是对 AFP 阴性的肝脏恶性肿瘤的诊断有重要意义,但仍不能取代 AFP 在肝脏恶性肿瘤诊断中的地位。

六、肝脏恶性肿瘤早期发现

凡诊断困难者,应联合检测 2 种以上的肿瘤标志物,有利于提高肝脏恶性肿瘤的诊断及鉴别诊断水平。

4. 超声成像检查的临床意义

可采用高分辨率的 B 型超声成像做检查,其临床意义有:

(1)超声成像检查为非侵入性,可重复进行,患者无痛苦。

(2)检查费用远低于 CT、放射性同位素及磁共振成像,而分辨力甚高或有过之。

(3)可做导向穿刺,对肝脏进行穿刺检查。

(4)可显示肝脏恶性肿瘤肿块大小、形态、所在部位,以及肝静脉或门静脉内有无癌栓等,其诊断符合率可达 84%。

(5)可发现直径 2 厘米或更小的肝脏恶性肿瘤肿块,对早期定位诊断有较大价值。

(6)超声成像,如结合 AFP 检测可广泛用于普查肝脏恶性肿瘤,有利于早期诊断。

(7)对 AFP 阴性的肝脏恶性肿瘤病例,除结合其他肿瘤标志物外,超声检查可提供诊断依据。

(8)彩色多普勒血流成像,有助于鉴别肝脏肿瘤的性质。

(9)超声检查对选择手术方案,确定放射治疗部位,评估疗效及术后随访等都具有重要意义。

(10)超声检查安全可靠,对人体无任何损伤,患者易于接受检查,且已在基层医院普及,从而可提高肝脏恶性肿瘤的诊断水平。

5. CT检查的临床意义

CT是将X线和电子计算机结合起来,应用于医学影像学诊断的技术,与普通的X线透视相比,CT检查可以分辨出实体组织不同密度之间的差别,而这些细微的差别普通X线检查是无法分辨出来的。

(1)CT检查通过计算机技术能三维显示组织结构,对脏器进行0.5~1.0厘米厚度不同层面的扫描,更准确了解脏器的全貌。

(2)CT检查图像通常表现为局灶性周界较清楚的密度减低区,或边缘模糊,大小不等的多发性阴影,其阳性率可达90%以上。

(3)CT检查可显示直径2厘米以上的肝脏肿瘤。

(4)CT检查结合肝动脉造影或注射碘油的肝动脉造影,对1厘米以下的肿瘤的检出率可达80%以上,是目前诊断小肝脏恶性肿瘤和微小肝脏恶性肿瘤的最佳方法。

(5)CT增强扫描有助于鉴别良性或恶性病变。

6. X线肝血管造影的临床意义

肝血管造影分为经脐静脉的门静脉造影和经腹腔动脉的肝动脉造影两种。目前经脐静脉的门静脉造影已被淘汰。

肝动脉造影是肝血管造影较常用的方法之一,是将不透X线的药液注射到肝动脉中去,再摄片显示肝脏中的血管,通过肝血管的变化来诊断肝脏恶性肿瘤病变。

（1）肝动脉造影可清楚地显示肝脏肿瘤的部位、数目、大小，以及肝动脉的解剖关系，对明确手术切除范围及手术方案有重要意义，并可减少盲目探查。

（2）肝动脉造影是诊断肝脏恶性肿瘤的一种敏感的方法，可以诊断直径1～2厘米的肿瘤，阳性率可达87％。

（3）肝动脉造影，再结合AFP检测的阳性结果，可用于诊断小肝脏恶性肿瘤。

（4）数字减影肝动脉血管造影的新方法，是通过电子计算机进行一系列图像数据处理，将影响清晰度的脊柱、肋骨等阴影去除，使图像对比度增强，可清楚显示1.5厘米直径的小肝脏恶性肿瘤。

血管造影的缺点，对于少数少血型肝脏恶性肿瘤和肝左叶病灶显示较差；血管造影检查有一定的创伤性，患者有一定的痛苦，有的患者因血管畸形，造影检查不易成功。

因此，肝动脉造影检查不作为诊断肝脏恶性肿瘤的常规检查。

7. 放射性同位素肝成像的临床意义

放射性同位素是一种能放射出射线的元素。在同位素放射出的射线中以r线的穿透性最强。放射同位素进入人体后r线可以穿透人体，而在人体外用仪器可以探测到，再由成像装置，能够显示出脏器的病变。

(1)放射性同位素诊断肝脏恶性肿瘤原理

①胶体金-198、锝-99m、铟-113m 等,这些同位素进入人体后很快被肝脏细胞所吞噬或吸收,可使同位素在肝脏内均匀分布,而肝脏恶性肿瘤组织细胞则不能吞噬或吸收,因而利用同位素扫描,可以显示缺损区。

②放射性同位素与磷酸吡哆醛-5-甲基色氨酸结合后进行肝脏扫描,可在肝脏恶性肿瘤组织区形成浓聚区来诊断肝脏恶性肿瘤。

(2)放射性同位素肝成像的意义

①用锝-99m 植酸钠等制剂进行肝 r 照像,能显示直径在 3~5 厘米以上的肿瘤。

②用锝-99m 红细胞做肝血池显影,有助于肝脏恶性肿瘤与肝脓肿、肝血管瘤等良性占位性病变的鉴别。

③用放射性同位素镓-67 或镱-169 或核素标记的特异性抗体,有助于鉴别肝脏肿瘤性质。

④用锝-99m 磷酸吡哆醛-5-甲基色氨酸,有助于诊断和鉴别诊断肝脏恶性肿瘤和肝腺瘤等。

⑤利用放射性同位素扫描可以有助于发现远处转移和定位诊断。

缺点:放射性同位素肝成像敏感性不高,只能发现直径大于 3 厘米的肝脏恶性肿瘤,因此,放射性同位素扫描不能作为肝脏恶性肿瘤的首选诊断方法。

8. 磁共振成像的临床意义

磁共振成像(MRI)就是将磁共振这一物理现象和计算机成像技术结合起来用于医学诊断的技术。

(1)磁共振成像的临床意义

①磁共振成像无 X 线,故对人体无伤害,患者无痛苦。

②多平面成像及对软组织的显示能力优于 CT 扫描。

③对各种占位性病变检查的敏感性要明显高于 CT 扫描。

④磁共振成像不受骨伪影的干扰,故靠近肋骨部位肝脏恶性肿瘤的诊断也优于 CT 扫描。

⑤磁共振成像不需要常规应用造影剂,故可避免造影剂所引起的不良反应。

磁共振成像是肝脏恶性肿瘤定位诊断较有用的方法。

(2)缺点

①磁共振检查费用高,一般人不容易接受检查。

②磁共振成像时间较长,且在检查肝脏时又易因呼吸运动而影响成像,造成影像不清。

③在肝脏恶性肿瘤的诊断中,不作为常规检查。

④凡佩戴心电起搏器及其他金属植入者,均不适合做该项检查。

9. 肝脏穿刺检查的临床意义

肝脏穿刺检查是用特制的穿刺针刺入肝脏的可疑病变

部位,抽吸很少的肝组织做病理检查,以确立肝脏恶性肿瘤或其他肝脏疾病。肝穿刺检查是诊断肝脏恶性肿瘤最可靠的方法之一。

肝脏穿刺检查是在充分做好术前准备,确定穿刺部位,又在局部麻醉下进行,患者无明显痛苦。穿刺后要用绷带将肝区包扎,患者亦须卧床休息1天即可。

目前,多采用在B超或CT引导下用细针穿刺癌结节,比盲目穿刺提高了安全性和准确性。吸取癌组织送病理检查癌细胞,发现癌细胞即可做出诊断。

但肝穿刺检查仍有一定的局限性和危险性,如出血、肿瘤破裂及针道转移等。所以,肝脏穿刺不作为肝脏恶性肿瘤的常规检查方法。

10. X线检查的临床意义

肝脏位于腹腔,在肝脏罹患癌症时,胸腹部透视或摄片常常给肝脏恶性肿瘤诊断提供以下证据。

(1)肝脏恶性肿瘤患者腹部透视或平片,可以见到肝脏阴影扩大。

(2)肝右叶肝脏恶性肿瘤的肿块常可使右侧膈肌升高,右侧膈肌活动受限或是局部性凸起。

(3)肝左叶肝脏恶性肿瘤或巨大的肝脏恶性肿瘤时,X线钡餐检查可见胃和横结肠被挤压现象。

(4)血行转移是肝脏恶性肿瘤的主要转移途径,而肺部转移最为常见。胸部X线透视可以发现肺部有无癌转移,是发现肝脏恶性肿瘤的一个有力佐证。

(5)通过 X 线的胸腹部透视和摄片检查,有助于全面了解病情、病期和制定合理的治疗方案。

11. 剖腹探查的临床意义

剖腹探查的意义在于争取早期明确诊断、鉴别诊断和早期手术治疗。

(1)凡是临床上可疑为肝脏恶性肿瘤,又经上述多种检测方法检测仍不能证实或否定肝脏恶性肿瘤者。

(2)经上述多种检测方法已定性为肝脏恶性肿瘤病例。

(3)患者的身体情况许可时,可考虑在必要时做剖腹探查。

七、肝脏恶性肿瘤预防

1. 预防肝脏恶性肿瘤要从新生儿开始

1972年,大林明曾调查了3个家庭54名成员,其中有肝炎、肝硬化和肝脏恶性肿瘤者共15人;兄弟姐妹15人中,14人乙型肝炎表面抗原(HBsAg)阳性,姐妹的子女24人中有20人(83%)HBsAg阳性,而兄弟的子女中仅1人阳性(其母抗-HBs阳性),配偶6人HBsAg均阴性。作者认为乙型肝炎是通过母系传播的。

肝脏恶性肿瘤流行比较严重的地区,乙型肝炎母子间传播的频率很高。东南亚地区是通过无症状携带HBsAg母亲(尤其是HBeAg阳性者)传给子女,而欧美国家则通过患急性肝炎的母亲在妊娠后期传给子女。

一般认为,在脐带血和婴儿血中发现与母亲HBsAg同一亚型者可能系经胎盘或产程中感染的;若产后婴儿血HBsAg阴性,而经5～6个月后HBsAg阳性者,可能系产后经乳汁或生活接触感染。由于婴幼儿机体免疫功能不全,有免疫耐受性,一旦感染乙型肝炎,便将成为乙型肝炎持续携带者,以后可能发展为慢性肝炎、肝硬化、肝脏恶性肿瘤。因

七、肝脏恶性肿瘤预防

此,预防肝脏恶性肿瘤要从新生儿做起。

2. 阻断母婴之间乙型肝炎传播能预防肝脏恶性肿瘤

大部分 HBsAg 携带者是由他们的母亲传播的,被乙型肝炎感染的新生儿,在以后的成长过程中更易接受其他致肝脏恶性肿瘤因素和促肝脏恶性肿瘤因素的作用。因此,阻断母婴传播是减少及最终消灭 HBsAg 慢性携带的关键措施,从而也能预防肝脏恶性肿瘤的发生。阻断母婴之间乙肝病毒的传播,包括主动免疫和被动免疫。

(1)被动免疫:孕妇在乙型肝炎急性期或恢复期(不论 e 抗原阳性或阴性)所生的新生儿,都要应用特异性高效价乙肝免疫球蛋白(HBIG)。乙肝免疫蛋白中的乙肝表面抗体可中和入侵的乙肝病毒,逐渐清除乙肝病毒,使新生儿免受感染。

每毫升含 200 单位以上者可称高效价免疫球蛋白,但由于目前国内生产的乙肝病毒免疫球蛋白还达不到这样的效价,每毫升内多数只含 100 单位,因此使用时应按每千克体重 0.075～0.2 毫升计算。

单独应用的方法是:新生儿出生 24 小时内、3 个月、6 个月各注射 1 次。虽然这种被动免疫的抗体很快消失后又成为易感者,但 HBsAg 携带率却显著减少。单独应用乙肝免疫球蛋白(HBIG)对 HBsAg 阳性母亲所生的新生儿保护率可达 61.2%。

(2)主动免疫：HBsAg 阳性合并乙型肝炎 e 抗原（HBeAg）阳性或乙型肝炎病毒-脱氧核糖核酸（HBV-DNA）阳性的母亲所生的新生儿，如不采取特殊预防措施，有 80%～90% 的新生儿在出生后 3～6 个月可成为 HBsAg 阳性。但单纯 HBsAg 阳性，尤其 HBsAg 滴度较低或乙型肝炎 e 抗体阴性时，其传染性很低，甚至不传染。

我国自 1992 年 1 月起，在全国推行新生儿和学龄前儿童乙肝疫苗免疫接种工作，其步骤是先城市后农村。近几年，我国的部分地区对新生儿实行了免费的乙肝疫苗接种，天津市对 2002 年 10 月以后出生的新生儿实行了乙肝疫苗的免费接种。

乙肝疫苗有血源性乙肝疫苗、乙肝多肽疫苗、基因工程重组疫苗等。基因工程重组乙肝疫苗又分为哺乳动物细胞表达的疫苗和重组酵母乙肝疫苗。乙肝基因工程疫苗自 1992 年获得生产文号投入大量生产以来，免疫接种后安全可靠，血清学效果优于血源乙肝疫苗，因此得到广泛应用。血源乙肝疫苗现已停止生产使用。

我国接种乙肝疫苗采用 0、1、6 月 3 针间隔接种法。"0"指新生儿出生后 24 小时内的第一针，其他儿童或成年人为第一针的起始时间。"1"为间隔 1 个月接种第二针。"6"指第一针后的 6 个月打第三针。

对 HBsAg 阳性或和 HBeAg 阳性的母亲所生的新生儿，按照 0、1、6 程序各注射 1 次乙肝疫苗。每次注射基因工程疫苗 10 毫克。需要注意的是，第一针必须在 24 小时内接

七、肝脏恶性肿瘤预防

种。此前使用血源性乙肝疫苗接种的剂量是每次注射30微克，按0、1、6方案注射3针。接种乙肝疫苗除局部有一过性触痛外，无其他不良反应。但偶有过敏反应者。

单用乙肝疫苗注射，其保护率约为70%，尤其HBeAg阳性母亲所生的新生儿至少有30%仍会成为HBsAg带毒者。

经过国内外专家多年的探索，认为阻断母婴之间乙肝病毒传播的最佳措施是：特异性高效价乙肝免疫球蛋白（HBIG）与乙肝疫苗的结合使用。具体使用方法如下：

①新生儿出生后24小时内，上臂肌内注射10微克基因重组乙肝疫苗。

②新生儿出生后48小时内，在另一侧上臂肌内注射HBIG。

③此后1个月和6个月再各注射1次乙肝疫苗。

出生后48小时内注射HBIG，与乙肝疫苗0、1、6方案结合，至少可使70%~90%的婴儿免受其母体乙肝病毒的侵害。需要注意的是，第一次接种乙肝疫苗应与HBIG在不同部位注射。

采用这种方法免疫后6个月，HBsAg阳性表示免疫失败，如15个月HBsAg仍为阳性，表示婴儿已为慢性携带者；如15个月时HBsAg阴性，表面抗体为阳性，表示婴儿已得到保护。

可以预料，如果能减少乙型肝炎病毒感染的机会，数十年之后必将降低肝脏恶性肿瘤的发病率。乙型肝炎疫苗很可能是人类防癌的第一支疫苗。

当然,阻断乙肝病毒的垂直传播,也应自怀孕前的准怀孕开始,贯穿于整个孕期及围生期的全过程。应该包括孕前的抗病毒治疗,中西药的免疫功能调节,乙肝疫苗结合特异性高效价乙肝免疫球蛋白注射,生产方式的选择等联合治疗。

如果这种阻断母婴间乙肝病毒传播的结合方法能在全国推广,相信不久的将来,我国将成为控制乃至消灭乙肝的国家之一,肝脏恶性肿瘤的发病率和死亡率将大大地降低。

3. 乙肝病毒携带者体内有解毒基因

有资料显示,乙型肝炎表面抗原(HBsAg)阳性人群中肝脏恶性肿瘤的发病率是非病毒携带者的100倍;HBsAg阳性肝硬化患者中,肝脏恶性肿瘤的危险性是HBsAg阴性肝硬化患者的1000倍。因此,乙肝病毒携带者是一个内涵相当复杂的群体,其中每个患者都有不同的病理和心理状态。

有资料表明,我国有高达1.3亿的慢性乙肝病毒感染者,其中有些患者可发展为肝脏恶性肿瘤,而有些患者可减少或避免发展为肝脏恶性肿瘤。这个由台湾学者陈建仁经过10多年追踪4万多例乙肝病毒携带者的研究发现,有40%~50%乙肝病毒携带者体内带有GST解毒基因,这种基因是来自先天遗传,可用分子生物技术从外周血白细胞去氧核糖核酸(DNA)检测出来。

七、肝脏恶性肿瘤预防

GST 解毒基因掌控人体代谢酶素,它可以排出体内的黄曲霉素,从而减少致肝脏恶性肿瘤的危险性。

换言之,凡带有 GST 解毒基因的乙肝病毒携带者,黄曲霉素与肝脏恶性肿瘤无关。凡未带有 GST 解毒基因的乙肝病毒携带者,若摄入黄曲霉素后则易致肝脏恶性肿瘤,且摄入愈多,患肝脏恶性肿瘤的危险性也愈高,是带有 GST 解毒基因的 10~14 倍。因此,乙肝病毒携带者应远离以下致癌物质。

(1)黄曲霉素主要来自食物中的花生、玉米、大豆及腌制、发酵食物。

(2)空气中的污染物,包括香烟、烧香及烧烤食物等。

(3)香烟中的 4-氨基联苯、烧烤食物中的环芳香烃。乙型肝炎患者应禁止吸烟,并避免处在污浊的空气中,不吃烧烤食品。

无 GST 解毒基因的乙肝病毒携带者,并非注定要患肝脏恶性肿瘤。科学家又发现人体内有抗氧化维生素 E、硒及雄激素等,都有保护作用,可降低患癌的危险性。预防方法有以下几个方面。

(1)多吃深色蔬菜、水果及核桃等食物。因为蔬菜中的胡萝卜素、维生素 A、维生素 E 均为抗氧化剂,核桃含有微量元素硒等矿物质,有抗癌、防癌作用。

(2)少吃或不吃腌制食物及烧烤食物,这些食品中均含有较强的致癌物质。

(3)多吃芝麻粉、芝麻糊或各种芝麻点心。因为芝麻的抗氧化、降血脂的功效非常明显,还有保肝护心的作用。芝麻中含有的芝麻素具有良好的抗癌作用,可促进肝功能恢复。芝麻的抗氧化效果大大强于维生素 E,而且熟芝麻的抗氧化、抗癌效果最好,药用则以黑芝麻为佳。

4. 远离乙型肝炎就能远离肝脏恶性肿瘤

预防乙肝不仅是个人的小问题,而是群体防病的大事,涉及一个民族一个国家的经济发达程度、文化水平及生活水平等众多的人民素质问题。预防乙型肝炎的措施如下。

(1)积极倡导早期发现,早期报告,早期隔离制度:对于乙型肝炎患者可实行医院隔离或家庭隔离,急性期患者隔离期限于发病起不少于 30 天。在隔离期间应做到以下四点:

①居住分开。如在家庭隔离,可将病人分室、分床或隔离在床的一边,病人与健康人分开使用被褥。

②用具分开。病人使用专用的碗、筷、水杯、牙刷、毛巾和脸盆等。

③健康人与病人分开。病人在隔离期间不串门,不到公共场所,不到饭馆进餐,不与健康人接触。

④病人用过的物品及排泄物,要进行彻底消毒处理。

(2)感染了乙肝病毒的人不能从事托儿所、饮食、自来水工作,对从事这些工作的人,应定期体检、检测肝功及 HBsAg 与 HBeAg 等,发现肝炎者或 HBsAg 阳性,尤其同时有 HBeAg 阳性者,应调离做其他工作。

(3)加强献血员的管理:献血员每年定期全面身体检查,

七、肝脏恶性肿瘤预防

凡不具备献血条件者,均不得担任献血员。此外,筛选献血员设备的血液检查项目,乙型肝炎的检测内容应以能标志乙肝病毒复制的指标为佳,如查乙型肝炎病毒脱氧核糖核酸(HBV-DNA)。把 HBsAg 作为筛查乙肝的指标没有任何意义。因为,HBsAg 阳性不能说明有传染性,HBsAg 阴性也不能说明没有传染性。HBsAg 只有抗原性,没有传染性。

(4)积极做好水源管理、饮水消毒及饮食卫生。

(5)养成良好的卫生习惯:饭前、便后认真洗手;护理病人后要用流动水、肥皂彻底洗手。洗刷用具,尤其是牙刷、刮胡子的刀片等不能混用。在外理发,不要用理发店的刀具修面。

(6)加强卫生教育和管理:确保一人一针一管一消毒,提倡应用一次性注射器,以防止医源性传播。

(7)对带血污染物品彻底消毒处理,加强血液制品管理,严格掌握输入血制品的指征。

一个民族,一个国家的乙型肝炎发病率降低了,肝脏恶性肿瘤的发病率和死亡率也必然降低。

5. 积极治疗慢性乙型肝炎能预防肝脏恶性肿瘤

慢性乙型肝炎如有桥样坏死或多小叶坏死时,约有80%在5年内可由慢性肝炎发展为肝硬化。在重叠感染其他病毒或乙型肝炎病毒发生变异时,持续的病毒复制使炎症持续,持续的炎症可加重肝硬化,甚至发展为肝脏恶性肿瘤。

因此,积极防治慢性乙型肝炎,能预防肝脏恶性肿瘤。防治处方如下:

(1)一般治疗

①活动期应住院治疗,卧床休息。肝功能明显受损者,应绝对卧床休息。

②补充多种维生素,如维生素 B_1,每次 10 毫克,每日 3 次,口服;维生素 B_2,每次 10 毫克,每日 3 次,口服;维生素 B_6,每次 10 毫克,每日 3 次,口服;维生素 C,每次 100 毫克,每日 3 次,口服。

③严禁饮酒,包括低度酒和啤酒。

④妇女应禁止妊娠。

(2)抗病毒治疗

①干扰素。300 万～500 万单位,隔日肌内注射 1 次,连用 6 个月。有 30%～50%患者可获得较持久的效果。但要使 HBsAg 持续转阴较难,疗效不能巩固。

②拉米夫定。每日 100 毫克,口服,经 1～2 个月治疗后,多数病人 HBV-DNA 可转阴。转阴率可达 90%以上,ALT 也随之下降。但停治疗后易反跳。本药不良反应轻。

③泛昔洛韦。每次 500 毫克,每日 3 次,口服。共 16 周。本药不良反应较轻,可与拉米夫定、干扰素等药物合用,提高疗效。

(3)护肝降酶药物

①强力宁或强力新。40～120 毫升溶于 5%葡萄糖注射液 250～500 毫升,每日 1 次,缓慢静滴。ALT 恢复正常后,

七、肝脏恶性肿瘤预防

宜逐渐减量停药,以防止反跳。长期大量应用时,极少数病人可出现钠水潴留、水肿和高血压。

②肝利欣。每日30毫升(150毫克)溶于5%葡萄糖注射液250毫升静脉滴注;口服为每日450毫升,分3~4次服用。不良反应同强力宁。

③肝炎灵。每日4毫升,分2次,肌内注射。宜逐渐减量停药,以防止反跳。本药无不良毒不良反应。

台湾学者用柴胡、黄芩、甘草、白芍、丹参等7味中药组成的加味小柴胡汤,配合西药拉米夫定,治疗慢性乙型肝炎,可提高e抗原转阴率。用药2个月,就有30%的转阴率,而用拉米夫定一年后的转阴率仅为16%。

台湾学者表示,丹参等中药可促进肝细胞再生,使纤维细胞减少,提高胶原酶活性,分解胶原蛋白,又使肝胶原蛋白含量减少,以达到抗纤维化的效果,从而减少、减轻肝硬化的风险。

在日本第六次汉方汤剂治疗研究会上,有报告指出,肝硬化患者甲胎蛋白(AFP)大于20微克/升者,用小柴胡汤治疗后与对照组比较,结果发现,5年后对照组近50%患者发生肝脏恶性肿瘤,而用小柴胡汤治疗组只有20%患者发生肝脏恶性肿瘤。临床实践证实,中药能改善肝功能,消除临床症状,促进慢性乙型肝炎患者产生e抗体,抗纤维化,抑制癌变,与干扰素联合治疗可获得较好疗效。

(4)远离丙型病毒性肝炎就能远离肝脏恶性肿瘤:丙型病毒性肝炎是由丙型肝炎病毒感染所引起的疾病,主要经血源性传播。临床表现与乙型病毒性肝炎相似,如发热、恶心、厌油、食欲缺乏、黄疸、肝功能异常等,但较轻。多数病例呈亚临床型,慢性化程度比较严重,多见于与其他肝炎病毒合并感染。肝硬化后很可能发生肝脏恶性肿瘤。因此,远离丙型肝炎病毒感染,就能远离肝脏恶性肿瘤。预防丙型肝炎病毒感染处方主要有以下几方面。

①加强献血员的管理。对献血员一律进行丙型肝炎病毒抗体(抗-HCV)筛选是目前预防丙型肝炎病毒感染的主要措施,凡抗-HCV阳性者,一律禁制献血。

②严格掌控输血指征。尽量少输或不输血液制品,可以减少丙型病毒性肝炎的传播。

③积极戒毒。尤其应禁止静脉应用毒品,可以预防丙型肝炎病毒感染。

④提高高尚性道德。避免婚外性行为,严厉打击卖淫嫖娼等社会丑恶现象,可以防止性接触传播。

⑤使用安全套。宣传使用安全套,可以预防性伴侣间感染传播。

⑥严防母婴间的传播。妇女患有急性丙型肝炎者应避免妊娠,或生产时采取剖宫产。

⑦严防家庭内接触传播。家庭成员中有本病者,应采取隔离措施,注意防止日常生活接触可能传播丙型肝炎病毒。方法同预防乙型肝炎。

⑧避免病毒交叉感染。患者应严防自身唾液、血液和其他分泌物等污染周围环境,所用食具、修面用具、牙刷、盥洗

七、肝脏恶性肿瘤预防

用具等应与健康人分开。

⑨灭活肝炎病毒。积极研究有效的灭活血制品生产过程中的丙型肝炎病毒，又能保持生物制品活性。

⑩疫苗的应用。本病最终控制将取决于疫苗的应用。然而，目前世界各国对生产丙型肝炎病毒中和抗体的原决定簇尚未确定。因此，丙型肝炎病毒疫苗的研制任务仍十分艰巨。

6. 积极防治肝硬化能预防肝脏恶性肿瘤

肝硬化是一种以肝组织弥漫性纤维化、段小叶和再生结节形成为特征的慢性肝病。临床上多以肝功能损害和门静脉高压（如脾大、呕血或便血、腹水等）为主要表现。我国以病毒性肝炎所致的肝硬化为主，主要为乙型、丙型、丁型病毒重叠感染，通常经过慢性肝炎演变而来。长期大量饮酒，每日摄入酒精80克达10年以上时，可引起肝硬化。

肝硬化与肝脏恶性肿瘤的关系十分密切，国内肝硬化合并肝脏恶性肿瘤的发生率为9.9%～16.6%，欧美为10%；国内肝脏恶性肿瘤合并肝硬化发生率为53.9%～85%，欧美较低。因此，积极防治肝硬化能预防肝脏恶性肿瘤的发生。应当指出，肝硬化是一种慢性病理过程，要想通过某些药物来完全扭转肝硬化，不是一件容易的事情，只能减轻症状，改善肝功能，可望减慢肝硬化的进展过程。所以，对于肝硬化来说，预防重于治疗。肝硬化防治处方如下所述。

（1）预防乙型病毒性肝炎：对急、慢性乙肝患者和无症状慢性乙肝病毒携带者,要采取下列措施。

①严禁供血,不宜从事公共饮食、卫生等行业工作。

②日常生活用品应该专用化。

③出血时,应尽量消毒污染的材料,减少或不污染环境。

④对携带者应定期体检和化验,并采取相应措施。

⑤有乙肝患者的地方,健康者须采取预防接种乙肝疫苗,并采取隔离措施。

⑥采用先进灵敏的手段,严格筛选血源。

⑦应用一次性医疗器械和材料。

⑧医务人员应接种乙肝疫苗,减少受感染机会。

⑨对于暴露者,如意外被含有乙肝病毒的针头扎伤,应用乙肝免疫球蛋白进行被动免疫。

⑩预防乙型病毒性肝炎,能预防肝硬化的发生。

(2)预防丙型病毒性肝炎

①严格掌握输血适应证。

②进行血制品病毒灭活而提高供血质量。

③加强输血后的监测。

④预防丙型病毒性肝炎,也能预防肝硬化的发生。

(3)严格戒酒:不饮酒或饮酒者戒酒能预防肝硬化。

(4)肝硬化的治疗原则

①一般治疗

● 注意休息,以减轻肝脏负担,并注意保持乐观情绪。

● 避免应用对肝脏有损害的药物,包括中药、天然保健品。

七、肝脏恶性肿瘤预防

- 积极治疗影响肝脏的并发症,如贫血、营养不良等。

② 饮食治疗

- 以高热量、高蛋白和高维生素又易消化的饮食为主。
- 肝功能严重损害时,应限制蛋白质的摄入;有腹水时应减少盐的摄入或无盐饮食。

③ 药物治疗

- 益肝灵(水飞蓟宾):每次2片,每日3次,口服。
- 秋水仙碱:每日1毫克,分2次服用,每周服药5天。疗程至少3个月。
- 冬虫夏草制剂:冬虫夏草的有效成分为虫草头孢菌丝,是保护心脏、肝脏功能的抗衰老中药。它可抑制胶原在肝脏沉积,使已经形成的胶原重新溶解、吸收。具有抗肝硬化作用。
- 给予多种维生素:给予维生素A、B族维生素、维生素C、维生素D、维生素E、维生素K等,以及肝宁、肝健灵等药物。
- 积极治疗并发症。

7. 积极治疗慢性丙型肝炎能远离肝脏恶性肿瘤

所谓慢性肝炎,其病程在6个月以上。经肝脏穿刺,取肝组织病理检查,肝组织呈现慢性炎症改变,是诊断慢性肝炎的确凿证据。

丙型肝炎病毒感染较乙型肝炎病毒感染更易慢性化,急性丙型肝炎中约半数病例演变为慢性丙型肝炎,在5年内病理证实60%发展为肝硬化。由丙型肝炎到肝脏恶性肿瘤一般需要20～25年。

因为丙型肝炎病程长,很少自然恢复,所以,抗病毒治疗是必需的。积极治疗慢性丙型肝炎,能够预防肝脏恶性肿瘤。治疗慢性丙型肝炎(抗病毒治疗)的处方如下。

(1)干扰素:临床研究证实,α干扰素(IFN-α)治疗急性丙型肝炎确实有效。急性丙型肝炎早期诊断后,用干扰素早期治疗的效果会更好。干扰素治疗输血后丙型肝炎的持久应答率为25%,可防止30%急性丙型肝炎向慢性发展。

干扰素用法:每次300万单位(3MU),每周3次,肌内注射,疗程6个月。个别无效病例,干扰素剂量可增加,每次600万单位(6MU)。也有每日1次,4～8周后改为每周3次。疗程延长后,近期疗效相似,但远期疗效可相应提高。

在干扰素治疗过程中,血清丙氨酸氨基转移酶(ALT)可作为判断干扰素抗病毒治疗疗效的指标之一。一般治疗有效的患者,在用药1～4个月后,ALT降为正常。停药6个月后,ALT仍正常者,说明这些患者的肝组织损害90%明显改善,不但肝组织炎症减轻,肝纤维化也显著减轻。

影响干扰素疗效的因素主要有:

①丙型肝炎病毒-核糖核酸(HCV-RNA)血清水平低者,效果好。

②伴有肝硬化的患者,效果差。

③治疗后,丙肝抗体免疫球蛋白M(抗-HCV-IgM)转阴

七、肝脏恶性肿瘤预防

者和 HCV-RNA 消失者,停药后复发的机会较少。

④老年人疗效不如年轻人。

经干扰素治疗,50%以上慢性丙型肝炎患者在生化和组织学指标好转,但部分患者于 6~12 个月内复发。如患者于治疗后 12 个月 ALT 持续正常,血清丙型肝炎病毒-核糖核酸(HCV-RNA)阴性,则可能治愈。若延长疗程可提高疗效。

(2)病毒唑(三氮唑核苷或利巴韦林):每日 1 000 毫克,口服,连续服用 3~6 个月。与干扰素并用,可提高疗效。

(3)中药治疗:中药与干扰素联合应用,可以减轻干扰素的不良反应,如骨髓抑制、恶心、乏力、全身酸痛等。同时,中药也可以作为干扰素治疗时的支持疗法。一些不能耐受干扰素治疗不良反应而被迫中断治疗的患者,借助中药可以完成疗程,达到治疗目的和效果。同样,中药治疗慢性丙型肝炎可以减少肝硬化的发生,从而降低肝脏恶性肿瘤的发病率。

8. 防止粮食霉变能预防肝脏恶性肿瘤

动物实验已经证实,黄曲霉素 B_1 有强烈的致癌作用。流行病学调查发现,在粮油、食品受到黄曲霉素 B_1 污染严重的地区,肝脏恶性肿瘤发病率也较高,提示黄曲霉素 B_1 可能诱发肝脏恶性肿瘤。因此,防霉去毒能够预防肝脏恶性肿瘤。防止粮食霉变处方如下。

(1)防止粮食霉变

①加强玉米、花生的保管,因为玉米、花生不仅容易霉

变,并且容易产生霉菌毒素。

②尽量选种不易生霉的玉米品种,如金黄后玉米等。

③提倡早种早收。玉米在播种不违农时的前提下,应早种早收,避免与其他作物的收获和种植季节发生重叠。

④防止玉米倒伏和被虫咬伤籽粒,可避免被霉菌浸染。

⑤玉米收获提倡四快,即快收、快晒、快脱粒、快进仓。玉米成熟后要熟一块,收一块。收割、翻晒、脱粒和收藏玉米的仓库容器,都应该经过暴晒或用1%漂白粉澄清液喷洒消毒。

⑥玉米脱粒过程应尽量避免玉米粒破损。进仓之前,应使粮食摊凉,扬去杂草、碎土。

⑦粮仓应建立在高爽、通风和干燥之处,地面要平整、防潮。

⑧家庭里的贮粮容器要消毒、除虫、防潮。

(2)药物防止霉变

①焦亚硫酸钠防霉法。即每100斤玉米加焦亚硫酸钠3斤后再贮藏可防止霉变。

②环氧乙烷防霉法。即对贮存粮食的圆垛可用环氧乙烷防霉。剂量为每立方米100～2 000克,通过环氧乙烷熏蒸可使霉菌减少80%～95%,防霉效果可维持4个月。

9. 去除粮食真菌毒素能预防肝脏恶性肿瘤

粮食已被黄曲霉菌污染并产生毒素后,应设法将毒素破坏或去除后再食用,能够预防肝脏恶性肿瘤。去除真菌毒素

七、肝脏恶性肿瘤预防

的处方如下。

(1)挑选霉粒法:由于黄曲霉素在粮食中分布不均匀,主要集中在霉坏、破损、皱皮、变色及虫蛀等的粮粒中,将这些发霉的粮粒挑选去除,则可使粮食含霉菌毒素量大为降低。由于此法需要人力较多,故适用于家庭及小规模生产粮食的单位。

(2)碾轧加工法:本法适用于受污染的大米。因为真菌毒素在米糠中含量较高,因此碾轧加工可减低精米中真菌毒素的含量。玉米种的毒素有54%~72%集中在谷皮及胚部中,如碾去谷皮和胚部,则可除去大部分毒素。如将玉米先经水浸泡,再碾轧效果会更好。

将玉米精制成淀粉,含毒量仅为原毒量的1%或更少。

有的地区将玉米碾成3~4毫米碎粒,加3~4倍清水漂洗,因霉变部分谷皮和胚部较轻,可上浮并随水倾出。应用此法,重复处理3~4次,毒素含量大为降低。其缺点是营养素损失较多,粮食损失也较大。

(3)植物油加碱去毒法:油料种子污染黄曲霉素后,榨出的油中含的毒素,可用碱炼法去毒。黄曲霉毒系在碱性条件下,其结构被破坏,形成香豆素钠盐,因为能溶于水,故加碱后再水洗可将毒素去除。

(4)物理吸附法:含毒植物油可加入活性白陶土或活性炭等吸附剂,然后搅拌、静置。毒素可被吸附而去毒。

(5)加水搓洗法:在淘大米时,用手搓洗,随水倾去悬浮物,如此反复5~6次,直至水洗液澄清为止。蒸煮后可去除大部分毒素,但维生素 B_1 损失较多。

(6)微生物去毒法:运用无根根霉、米根霉、橙色黄杆菌等均能将毒素去除。但食品中营养素亦随之消耗。目前还没有应用到实际中。

(7)食品中黄曲霉素最高标准:限制各种食品中黄曲霉素含量,也是防止毒素对人体危害的一项重要措施。

根据我国食品中黄曲霉素允许量标准(国家标准GBn51~77)的规定,各种主要食品中黄曲霉素 B_1 允许含量如下:

① 玉米、花生油、花生及其制品,不超过 20 微克/千克。
② 大米、其他食用油,不得超过 10 微克/千克。
③ 其他粮食、豆类、发酵食品,不得超过 5 微克/千克。
④ 婴儿代乳食品,不得检查出黄曲霉素。
⑤ 其他食品可以参照以上标准执行。

10. 饮用水消毒能预防肝脏恶性肿瘤

流行病学调查表明,肝脏恶性肿瘤高发区居民饮用池塘水、宅沟水和泯沟水的人,肝脏恶性肿瘤发病率高。而饮用大河水、井水(浅井或深井)的人,肝脏恶性肿瘤发病率低。因此,饮用水消毒能够预防肝脏恶性肿瘤。改良水质处方如下:

(1)大力提倡肝脏恶性肿瘤高发区居民饮用井水。
(2)对原有的宅沟和池塘可结合平整土地,填平耕种。
(3)对原泯沟和灌溉沟亦应结合农田水利予以疏通,变死水为活水。

七、肝脏恶性肿瘤预防

(4)农村集镇或居民比较密集的居民点,应大力提倡兴建小型自来水厂。

(5)自来水的水源可打深井或河水经沉淀、过滤、消毒后饮用。

(6)推广收集和贮存"天然水",提倡饮用"天落水"。

(7)提倡饮用消毒的饮用水,既能杀灭细菌和病毒,又能使硝酸盐、亚硝酸盐分解。可推广缸水或井水漂白粉消毒。

11. 减少亚硝胺的摄入能预防肝脏恶性肿瘤

亚硝基化合物为强致癌物,人类很多癌症都与亚硝胺有关,减少亚硝胺的摄入量有助于预防肝脏恶性肿瘤。减少亚硝胺的处方如下:

(1)改进食品加工方法

①禁止应用燃烧木材烟熏食品,而改用烟液熏制食品。

②腌肉、腌鱼制品时,勿用预先混合好的盐、胡椒粉、辣椒粉混合物,而采用分别包装,可减少亚硝胺的形成。

③加工腊肉和腌制鱼类食品时,最好不用或少用硝酸盐和亚硝酸盐。

④不吃或少吃肉类罐头食品。

⑤加强食品卫生管理力度,严格查处超标使用硝酸钠或亚硝酸钠类罐头生产单位。

(2)增加维生素C的摄入量:实验已经证明,维生素C可以阻断亚硝胺在体内的合成,防止动物发生癌变。但当亚硝胺已经合成,维生素C则无预防癌症的作用。流行病学调查发现,肝脏恶性肿瘤高、中及相对低发区土壤中含氮量、硝酸盐和亚硝酸盐含量与肝脏恶性肿瘤死亡率间有一定关系。因此,在肝脏恶性肿瘤高发区,应提倡居民多吃新鲜蔬菜,尽量不吃或少吃酸菜、腌菜,以增加膳食中维生素C的含量。冬季也可口服维生素C,每次100毫克,每日2~3次,可阻断亚硝胺在体内的合成。

(3)施用钼肥:肝脏恶性肿瘤流行区土壤中钼含量虽然较高,但植物和人体吸收较少。因此,施用钼肥后,不仅粮食增产,而且粮食中钼含量增加,硝酸盐含量下降。白萝卜及大白菜施钼肥后,维生素C含量增加38.5%,而亚硝酸盐平均下降26.5%。维生素C可使亚硝酸还原为一氧化氮,从而降低亚硝酸根离子浓度,阻断亚硝胺的合成。

(4)暴晒污染食品和饮水:亚硝胺在紫外线及可见光照射下,可发生光解作用。冬季晒3小时,夏季晒2小时,可使食品及饮水中的亚硝胺分解破坏。

(5)多食含钼食品:应多食含钼食品,如咖啡、芝麻、小麦、糙米、牡蛎、菠菜等。

12. 戒酒能预防肝脏恶性肿瘤

适量饮酒可增强身体健康,实际上并无科学定论。这是酒业商家宣传上的需要。酒精是仅次于烟草的第二杀手。酒的主要成分是乙醇,烈性酒中乙醇含量高达65%。有的酒就是用酒精勾对而成,更有丧心病狂者用工业酒精甚至毒性更大的甲醇制造假酒,加上香精,尤其农村的散酒,其成分

七、肝脏恶性肿瘤预防

更加复杂。饮酒后,80%~90%的乙醇在肝脏氧化,过量饮酒,更会加重肝脏的负担,不仅诱发肝脏恶性肿瘤,同样对家庭和社会造成极大的危害。因此,必须戒酒,如果能牢记饮酒对身体健康有百害而无益这一条,婉言谢绝,则不失为上策。有的酗酒者戒酒如戒毒一样困难,可在医生的帮助下完成戒酒。戒酒能还你健康,重返幸福的家庭,也能预防肝脏恶性肿瘤。

13. 戒烟能预防肝脏恶性肿瘤

若要降低肺癌、肝脏恶性肿瘤死亡的风险需要时间,应当在年轻时戒烟,80%的吸烟者是在青少年时代开始吸烟的。

应当指出,心理因素及社会环境因素是导致吸烟与成瘾的元凶。因此,经过心理咨询与行动改变疗法是戒烟过程中与预防烟瘾复发不可缺少的策略。笔者吸烟十多年,戒烟总是"屡战屡败",也曾多次尝试过吃糖块,嗑瓜子,喝戒烟茶、戒烟中药、针灸、按摩等,到头来钱花了,赔了东西,烟没少抽。最后一次,痛下决心"坚决不吸烟",无论在什么场合,什么人递烟,还是"坚持不吸烟",最终戒烟成功。

其实吸烟是一种行为习惯,若要戒烟,必须要有强烈的动机,下定决心,通过"行为改变疗法",切断所有与吸烟有关的环境连接,这样才能有较高的成功概率。其次是烟瘾的克服,针对生理上的依赖性与心理上的依赖性加以克服。

戒烟的第一周是关键期,因为尼古丁的戒断症候群在戒烟后的2～3天会相继出现头晕、食欲缺乏、乏力等。这几天若要能安然度过,便可望戒烟成功。

戒烟能否成功,与烟龄、年龄没有直接关系,主要在于家人、朋友的支持及个人强烈的动机。

对于戒烟屡试屡败者,不妨先找出自己吸烟的理由,并找出联合吸烟的情景,一一予以切断,并通过情绪舒解、体能活动、放松训练等方式协助,即可达到甩掉"老烟枪"的目的。

14. 降低农药在食品中的残留能预防肝脏恶性肿瘤

在肝脏恶性肿瘤高发区,有机氯农药污染很普遍,各种水源甚至水缸中都可测到。农药有致癌作用,因此降低农药在食品中的残留可以预防肝脏恶性肿瘤。降低农药在食品中残留的处方如下所示。

(1)制定合理使用农药的规章制度:主要包括限制使用农药的种类、适用范围和限制施药到收获的间隔时间。凡经多种动物实验有毒性反应,特别是有致癌、致畸、致突变倾向的农药,均应禁止或限制使用。如六六六、DDT等农药。

(2)限制农药在食品中的残留量:可根据有关食品每天平均摄入量和农药在食品上实际残留情况,制定出食品中农药允许残留量标准。

另外,将蔬菜和粮食等彻底清洗后烹调,水果削皮食用,可减少摄入农药的含量。

(3)尽量使用高效、低毒、低残留的农药:研制、生产和尽量使用高效、低毒、低残留的农药污染食品对人体的危害是一项根本措施。有些国家早已禁止使用的农药有六六六、DDT等有机氯农药,内吸磷、对硫磷等有机磷农药。

（4）改进农药释放技术：改进农药释放技术,不但用药量减少,药效高,而且可以减少对食品及环境的污染,有益于人体健康。

15. 健康用餐十守则——肝脏恶性肿瘤远离我

中国台湾癌症基金会公布"21世纪健康用餐十守则",主要原则就是减少脂肪的摄取量。因为摄取脂肪过多,与肺癌、肝脏恶性肿瘤、结肠直肠癌、乳腺癌、前列腺癌、子宫内膜癌等有很大关系,也会导致心血管疾病、肥胖、痛风及糖尿病等多种"文明病""富贵病"。

每天摄取5份蔬果,可以预防18种癌症。但蔬菜和水果中的营养成分不能互相取代,因此蔬菜和水果一样都不能少。台湾癌症基金会强调预防癌症的不二法门的"21世纪健康用餐十守则"处方如下：

①先吃蔬菜再吃肉。

②肉类蛋白豆类有。

③蔬菜杂粮纤维多。

④菇类葱蒜样样优。

⑤看见脂肪要说不。

⑥外皮肥肉要挑走。

⑦少吃烟熏和烧烤。
⑧蒸煮清炖最爽口。
⑨少碰甜点不会错。
⑩天天蔬果健康多。

据世界卫生组织研究表明,以茶为主要饮料的亚洲国家人民,患某些癌症的比率远低于西方国家,尤其喝绿茶有百益而无一害,还可延年益寿。如果在中国的餐桌上能以茶代酒,先吃蔬菜后吃肉,在平日里又能以茶取代香烟,很多癌症都会向我们说"拜拜"了。

16. 改变生活方式——家族性肝脏恶性肿瘤零危险

在肝脏恶性肿瘤家族聚集现象的同时,也存在乙、丙、丁型肝炎病毒感染的聚集现象。患有乙、丙、丁型肝炎的妇女会将肝炎病毒传染给下一代,在下一代有可能发展为慢性病毒性肝炎、肝硬化、肝脏恶性肿瘤。

如果在一个家族中能保持一种健康的生活方式,肝脏恶性肿瘤也可能很难侵袭一个家族。因为,肝脏恶性肿瘤家族聚集现象与不健康的共同生活方式也有密切关系。因此,预防肝脏恶性肿瘤家族聚集现象,应采取以下处方。

(1)凡家庭(或家族)中有慢性病毒性肝炎(乙、丙、丁型病毒性肝炎)、肝硬化、肝脏恶性肿瘤者,全家应树立防癌意识,要充分认识到肝脏恶性肿瘤能够治疗,但更重要的是肝脏恶性肿瘤要早期预防。

七、肝脏恶性肿瘤预防

（2）科学家指出，肝脏恶性肿瘤的遗传基因的因素并不多，而环境因素才是肝脏恶性肿瘤发生的决定性因素。改变家庭或家族生存的外环境，可以预防肝脏恶性肿瘤的发生。

（3）科学家认为，一个人经历的诸如吸烟、酗酒、高脂肪、环境污染及卫生条件差等因素，对肝脏恶性肿瘤的发生具有决定性作用。因此，在家庭中要彻底清除可能致癌的因素。

（4）凡肝脏恶性肿瘤阳性的家庭成员，即使在家庭内外都不吸烟（包括吸淡烟或偶尔吸烟），也要避免吸二手烟。婴儿自小就应远离烟雾的侵袭。

（5）改进厨房的通风设备及燃料。尽量不烧煤炭，改用天然气或液化气作为燃料，厨房要安装抽油烟机，并经常通风、换气，烹调时少用急火爆炒，以减少有害气体的吸入。

（6）要远离含有大量细微颗粒污染物的空气居住地，有条件者可移居少污染或无污染的地区。

（7）要改变不良的饮食习惯和饮食结构，如少盐、少肉、少油、少脂肪饮食。美国科学家发现，用猛火烹调的肉类，不论是猪肉、牛、羊肉、家禽或鱼肉等，都会释放出高危险的致癌物质（杂环胺），使人易患癌症。若每周进食4次以上的焦肉，其患癌的机会，与吸烟或吸入石棉一样糟糕。

（8）有肝脏恶性肿瘤患者的家庭成员，应适当限制饮食，远离肥胖。科学家发现，粗茶淡饭，保持平衡膳食，防止肥胖，可大大减少肝脏恶性肿瘤发病率。

（9）有肝脏恶性肿瘤患者的其他家庭成员，应禁止进食发霉变质的粮食、蔬菜和油料。不吃酸菜、腌菜及含亚硝胺食物,应多吃新鲜蔬菜和水果。

(10)有肝脏恶性肿瘤患者的家庭成员,应养成良好的卫生习惯,如饭前、便后洗手,不用他人的洗浴品,不用他人的修面工具、牙具、口杯等,积极治疗慢性疾病;彻底改善家庭内、外的卫生条件等,疏通上、下水道和注意生活垃圾的处理。

(11)有肝脏恶性肿瘤患者的家庭成员,都不应忧心忡忡,悲观绝望。任何人体内都有抗癌基因,只要改变生活方式,完全可以预防肝脏恶性肿瘤。人人都要宽容开心地生活,人人都能远离肝脏恶性肿瘤。

(12)逐步改善居住条件,搞好室内通风,减少烟尘和有害气体。实行人畜分居,增设一定卫生设备,勤刷水缸、水桶,不用闷罐水作为饮用水等。

(13)增强机体的抗病能力,平时应锻炼身体,增强体质,以提高机体的抗病能力。如过度抑郁或紧张与肝脏恶性肿瘤的发生都有一定的关系。因此,经常保持饱满的乐观精神,对预防肝脏恶性肿瘤有重要意义。

(14)重视肝脏恶性肿瘤的早期诊断和普查。凡是病毒性肝炎病毒携带者、慢性病毒性肝炎及肝硬化者,至少每半年做一次甲胎蛋白检测,B型超声波检查,或其他有关检查,为肝脏恶性肿瘤的早期发现、早期诊断、早期治疗等提供更多、更切实可行的措施,这是家族性肝脏恶性肿瘤预防的重要内容之一。

(15)有肝脏恶性肿瘤的家庭中,家庭成员应积极戒酒,也不宜常饮含有酒精的饮料。要养成喝茶的好习惯,以茶代

七、肝脏恶性肿瘤预防

酒。科学家发现,每天喝 3 杯绿茶,不仅有百益而无一害,还有抗癌、防癌的效果。

(16)要改变烹调习惯,以酱油等代替食盐。新加坡的科学家发现,常用的酱油中能产生一种抗氧化成分,专门消灭致癌物质,比维生素 C 和维生素 E 好上十几倍。

17. 体育运动能预防肝脏恶性肿瘤

我国人民在长期的运动实践中,总结出一个极其深奥的哲理,即生命在于运动。

运动是健康之本,运动与身体各个器官、系统、心理、精神等方面有着密切的关系。运动有以下功能:

(1)运动可以增强心脏功能。运动可改善全身血液循环。长期运动可使心肌纤维发达,增加弹性和力量,冠状动脉侧枝血管增多,管腔增大,血管壁弹性增强,心脏输出量增加,心脏和全身血液循环改善,对健康有利。

(2)运动可以增强肺脏功能。运动可使呼吸肌强壮有力,使呼吸运作的幅度扩大,肺活量增大,血液含氧量增多,从而促进全身代谢,有利排出体内代谢产物,保证身体健康。

(3)运动可以增强胃肠功能。

(4)运动可增强肝脏的蛋白质、糖、脂类、酶类、激素、维生素、电解质、胆汁等代谢。运动还可增强色素的排泄功能,毒物、毒素、药物的代谢和转化功能。运动可增强肝脏的再生能力和潜力,增强机体免疫功能及抗癌、防癌能力。

运动时间,可视个人身体情况适当安排。一般来说,每天早晚各1次,每次30分钟至1小时。若在饭前运动,至少要休息30分钟才能进餐;饭后运动则要休息1~2小时后开始。且宜在入睡前2小时左右结束运动。

运动场地不限,如运动场、广场、公园、马路边、庭院、阳台等,均可作为运动场所。但不要在草坪上运动,更不要有跨越护栏、攀枝摇树、损坏公共财物和不文明不道德的行为。

运动的方法很多,如太极拳、气功、体操、跑步、舞蹈、爬楼梯、游泳、骑自行车、打球、散步等。其中,散步为最好。

一般认为,正常成年人的运动量,以每分钟心率(或脉率)增加到140次为宜;60~64岁的老年人,运动后的心率以112~128次为宜,低于112次/分钟时表示运动强度不够,高于128次/分钟时说明运动过量。

监测心率可用下列公式:
- 适宜心率=(220-年龄)×70%
- 适宜心率=180(或170)-年龄

运动后在1小时内心率能恢复正常,这种运动强度是适宜的。如果运动后食欲增加,睡眠良好,情绪轻松,精力充沛,即使增大运动量也不感到疲劳,这是运动最适宜的表现。反之,运动之后食欲减退,头晕头痛,自感劳累,出汗较多,精神倦怠,说明运动量过大,应适当减少运动量。

18. 心理健康是预防肝脏恶性肿瘤的良方

人体内正常细胞在机体合理的控制下进行着生理的新陈代谢,并各司其职且不会过度增殖。一旦失去控制,细胞

七、肝脏恶性肿瘤预防

则会过度增殖而产生肿瘤,能产生恶性肿瘤的失控细胞称之为癌细胞。

(1)正常细胞变为癌细胞的原因

①食物或环境中的致癌物质对身体的长期攻击。

②高能量射线照射,如紫外线、X线等,使细胞内的核酸发生变异。

③出现老化或细胞的管制机构不严。

④潜在的不利基因老化或外来诱因的影响而显现。

⑤因身心不健康,机体免疫功能下降。

无论原因如何,健康的免疫系统都会对癌细胞的发生、蔓延、滋长等予以有效的抑制或消灭。

(2)有利于癌细胞滋生的因素

①致癌因素强烈。

②身体受到病原体感染,严重地削弱了机体的自卫机能。

③心理疾病,使免疫系统功能受到破坏或阻断。

④年龄老化使免疫系统完整性下降。

从哲学角度看来,癌症似乎是自然界对生物体赋予的一种极致限制。或许,人类应该采取顺应自然及远离致癌因素的生活方式,以有效地防止癌症的发生,而不是到处制造致癌因素,等发生了癌症才向它做殊死战斗。

从以上可以看出,癌症的发生与机体免疫功能有关,而免疫功能又与人类心理健康息息相关。因此,不良心理状态的人,需要进行心理咨询和指导,应该认识到心理和性格具有可塑性,不良的心理状态可以调整为良好的心理状态。必要时在医生指导下进行自我心理调整。

(3)心理健康的标准

①对现实生活具有敏锐的知觉。

②热爱生活,热爱他人,热爱大自然。

③在所处的环境中能保持独立安静的状态。

④注意基本的哲学和道德伦理。

⑤对于日常所发生的事情保持兴趣。

⑥乐于助人,能和一些人建立友谊。

⑦能兼容并纳,听取各种不同的意见。

⑧工作有创造性,能克服困难。

⑨具有幽默感,但又不落俗套。

⑩能承受欢乐与忧伤的考验。

凡具备上述8~10条者为心理健康,具备4~7条为心理基本健康,具备3条以下者为心理基本不健康。凡出现心理不健康时,应及时主动地进行调整,使自己的心理健康状况日臻完美。只有心理健康,才能具有完整的免疫能力,避免正常肝细胞变为癌细胞,从而有利于预防肝脏恶性肿瘤的发生。

八、肝脏恶性肿瘤治疗

(一)肝脏恶性肿瘤的手术治疗

1. 肝脏恶性肿瘤手术指征

目前,肝脏恶性肿瘤手术切除仍是根治原发性肝脏恶性肿瘤的首选方法。凡是具有手术指征者,均应不失时机地进行手术治疗。手术指征需要具备以下几条:

(1)肝脏恶性肿瘤病灶局限,癌肿局限于一个肝叶内,可做肝叶切除。

(2)肝脏恶性肿瘤累及一叶及邻近叶者,可做半叶切除。

(3)肝脏恶性肿瘤已累及半个肝脏,又无合并肝脏硬化者,可做三叶切除。

(4)位于肝边缘的肝脏恶性肿瘤,视肝硬化程度可选用肝段或次肝段切除或局部切除。

(5)对伴有肝硬化的小肝脏恶性肿瘤者,可采用距肝脏恶性肿瘤 2 厘米以外切肝的根治性局部切除术。

(6)无严重肝硬化,肝功能代偿良好,肝切除手术中一般至少要保留正常肝组织的30%；对于肝硬化者，肝切除不应超过肝脏的50%。

(7)无心、肺、肾严重损害者。

2. 肝脏恶性肿瘤手术禁忌证

临床上，肝脏恶性肿瘤患者出现以下情况者都是手术的禁忌证。

(1)已有远处癌细胞转移者，如肺、骨、脑有转移病灶；除肝脏恶性肿瘤病灶局限，而肺部转移病灶也是一个孤立的病灶者可以手术外，都不能考虑手术切除。

(2)已出现明显的黄疸、腹水及下肢水肿者，提示已转移肝胆或肝功能已经失代偿，肝脏恶性肿瘤已不局限于肝脏内。

(3)肝脏恶性肿瘤患者已出现低蛋白血症、肝功能异常及凝血功能障碍者。

(4)肝脏恶性肿瘤患者已出现全身衰竭等晚期症状者。

3. 肝脏恶性肿瘤手术的预后

20世纪80年代以来，由于诊断技术不断进步，早期肝脏恶性肿瘤和小肝脏恶性肿瘤检出率明显提高，加之以外科为主的综合治疗概念的确立，使肝脏恶性肿瘤治疗效果明显提高。

我国肝脏恶性肿瘤手术切除率已大为提高，手术死亡率已大为降低，我国肝脏恶性肿瘤总体疗效显著提高。表现在

八、肝脏恶性肿瘤治疗

以下几个方面：

(1)小的肝脏恶性肿瘤的手术切除率高达80%以上。

(2)手术死亡率低于2%。

(3)术后5年生存率可达60%~70%。

(4)肝脏恶性肿瘤直径小于3厘米者,术后5年生存率达82.5%。

(5)根治性切除后,复发性肝脏恶性肿瘤再切除术后5年生存率可达54.7%。

(6)不能切除的肝脏恶性肿瘤经综合治疗后,二期切除5年后生存率可达65.1%。

在这里,提醒肝脏恶性肿瘤患者及家属,上述的手术治疗效果,有相当多的医院是达不到的。即使能诊断出肝脏恶性肿瘤,也能完成肝脏恶性肿瘤切除手术,也未必能达到如此治疗效果。因此,建议到肿瘤专科医院进行诊治。

4. 肝脏恶性肿瘤患者的术前准备

肝脏恶性肿瘤手术复杂,风险大,患者及家属都会有不同程度的恐惧和忧虑。再次,行肝切除或不能进行肝叶切除的患者,心情更为复杂。因此,做好心理护理极为重要。手术前应做好以下准备。

(1)尽快恢复肝功能：患者应按医嘱应用保肝药物和多种维生素;应卧床休息,以减少体力消耗;有贫血、低蛋白血症者,按医嘱接受输入新鲜全血、人血白蛋白或血浆治疗,以改善患者的营养状态。

(2)应进三高一低饮食：肝脏恶性肿瘤患者在术前要进食高蛋白、高维生素、高糖及低脂饮食，如鸡、鱼、瘦肉、蛋类、奶类；每日进食淀粉食物350～450克，补充大量维生素C等，适当限制钠的摄入。

(3)预防和控制感染：患者应多休息，注意保暖，禁止到公共场所，以防止上呼吸道感染。应立即戒烟，并在床上练习有效地咳嗽、排痰方法，以备术后能在床上顺利排痰。预防和治疗局部或全身感染，可应用抗生素治疗。

(4)练习大小便：在床上练习大小便，直至能自行在床上排出大小便。

(5)防止出血：患者术前应用维生素K_1注射液10毫克或维生素K_3注射液8毫克，肌内注射，每日2次。要求术前凝血酶原时间与正常人对照延长不超过3秒。

(6)备皮：左半肝切除术：上界备皮至乳头连结，下界止于耻骨联合，包括阴毛、两侧至腋后线。右半肝切除术：上界备皮至锁骨，包括右侧腋毛，其他与左半肝切除术相同。

(7)胃肠道准备：术前晚上给予大量保留灌肠，或用硫酸镁粉25克加水至1500毫升，于术前1日14时服用。术前3日应口服新霉素或卡那霉素，以抑制肠道细菌。

(8)术晨准备：术前4小时禁食、禁水，按医嘱应用镇静药物，放置胃管，以预防肠胀气及呕吐。

5. 肝脏恶性肿瘤患者术后家属护理

患者自手术室返回病房时，由护理人员立即妥善处理，

八、肝脏恶性肿瘤治疗

并观察生命体征。但家属应协助护士做好以下护理。

(1)注意保暖:患者术后要注意保暖,防止受凉引起继发感染。

(2)防止坠床:患者清醒前可能出现躁动,护理人员及家属应注意护理,严防坠床造成意外。

(3)禁食:一般应禁食3日,肠蠕动恢复拔除胃管后,家属可给予流质饮食、半流质饮食和普食。进食时以少量多餐为基本要求。

(4)吸氧:患者术后吸氧时间为24~72小时。应注意有无鼻导管和鼻腔阻塞,并及时处理,以保证吸氧时间、吸氧量。

(5)密切观察病情变化:术后应随时密切观察病情变化,有无出血点、发绀、黄疸、发热及呼吸困难等,如发现异常及时报告医生处理。

(6)严防切口裂开和切口感染:患者应积极防治呼吸系统感染,防止剧烈咳嗽,以免切口张力增加导致裂开,或由于切口感染影响愈合而致切口裂开。后者应用抗生素治疗及全身治疗,如输入新鲜全血或血浆或人血白蛋白。

(7)积极防治肺部并发症:肺部并发症多见右侧手术且长期吸烟患者。术后应经常更换患者体位,家属协助翻身、拍背。患者要有效地咳嗽、排痰和深呼吸,也可应用超声雾化吸入或气溶。

(8)细心观察患者的情况:细心观察患者呕吐物及粪便的颜色和性质,发现异常时应向医生反映,并注意引流的胆汁量和颜色,防止胆汁瘘,按医嘱应用抗生素治疗及全身治疗。如引流液较多，一般每小时超过200毫升且引流管温暖，或8小时超过400毫升时，应高度怀疑有活动性出血的可能，应及时向医生报告。

（9）应加强皮肤和口腔的卫生：患者术后应每日用温水擦身，保持皮肤清洁干燥。每次饭后漱口或刷牙，保持口腔清洁卫生，以免口腔感染而导致全身感染。

6. 肝脏恶性肿瘤患者的术后定期复查

肝脏恶性肿瘤手术切除后并不是治疗的终结，万事大吉了。患者出院后，医生要进行追踪观察治疗效果，而患者必须密切配合医生，定期到医院进行有关复查，以便采取相关的防治措施。定期复查的内容如下所述。

（1）甲胎蛋白（AFP）复查的临床意义

①手术前患者甲胎蛋白升高，而手术后甲胎蛋白仍不降至正常值者，提示该患者肝脏恶性肿瘤切除不彻底。

②手术前患者甲胎蛋白升高，而手术后甲胎蛋白已下降，若甲胎蛋白再度升高者，则提示该患者肝脏恶性肿瘤已复发或转移。甲胎蛋白可在复发或转移症状出现前6~12个月，甲胎蛋白就已升高，以此做出复发或转移的预报。

③手术前患者甲胎蛋白阴性，而手术后甲胎蛋白却呈阳性或明显升高者，则提示该患者肝脏恶性肿瘤复发或转移。

④有助于评估病情变化。若甲胎蛋白升高，一般来说，反映病情恶化或将要恶化；若甲胎蛋白下降或转阴，则预示临床症状好转，病情将有改善。

八、肝脏恶性肿瘤治疗

⑤有助于评估治疗效果。经手术切除肝脏恶性肿瘤或经有效抗癌药物治疗后,甲胎蛋白转阴率越高,其疗效越好。

(2)B型超声波复查的临床意义

①B型超声波复查可以及时发现肝内复发和肝外转移。

②对甲胎蛋白阴性的肝脏恶性肿瘤患者和复发或转移者,其甲胎蛋白有少数病例也是阴性,而B型超声波检查仍可发现复发或转移病灶。

(3)X线复查的临床意义

①胸部X线透视,可以发现肿瘤有无转移到肺脏,必要时也可做胸部X线摄片检查。

②骨骼X线摄片,可以发现肝脏恶性肿瘤有无骨转移。

(4)术后复查的时间

①患者于手术后的头3年内,每1～2个月复查1次甲胎蛋白、B型超声波和胸部X线拍片。

②患者于手术后的头3～5年期间内,每3个月复查1次甲胎蛋白、B型超声波和胸部X线拍片。

③患者于手术后的头5～10年期间内,每半年复查1次甲胎蛋白、B型超声波和胸部X线拍片。

④患者于手术10年后,每年复查1次甲胎蛋白、B型超声波和胸部X线拍片。

(二)肝脏恶性肿瘤的化学药物治疗

对于肝脏恶性肿瘤的化学药物治疗疗效的评估不完全

一致。现已证明除少数化学药物对肝脏恶性肿瘤有明确的疗效外，几乎公认单一药物的全身治疗大多无效。

一般认为，化学药物治疗对单纯型肝脏恶性肿瘤疗效好于硬化型及炎症型，对弥漫型肝脏恶性肿瘤的疗效好于巨块型。

有明显肝功能损害及肾功能不全的肝脏恶性肿瘤患者，难以承受化学药物的毒性反应，化学药物治疗有害无益。

肝脏恶性肿瘤患者血清尿素氮超过25毫克/升、胆红素超过34.2微摩/升或天门冬氨酸氨基转移酶超过150单位者，均不宜应用化学药物治疗。

全身化疗疗效不佳的原因

多数肝脏恶性肿瘤患者发现较晚，就诊时已属于肝脏恶性肿瘤的中晚期，其机体免疫功能均较差，而应用化学药物治疗则更加重降低患者的免疫功能。

目前几乎全部化学药物对人体均有毒性作用，在杀灭癌细胞的同时，对正常组织、细胞及器官也有损伤作用。

目前对肝脏恶性肿瘤细胞动力学的认知尚有盲区，还不能根据肝脏恶性肿瘤细胞分裂的不同周期设计有效的治疗方案。

多数肝脏恶性肿瘤患者伴有不同程度的肝硬化和肝功能不全，而化学药物又极为损伤肝细胞，导致肝功能恶化。

几乎全部化学药物均可引起药物性肠炎、药物性肝炎、药物性胃炎、药物性骨髓造血功能停滞等，直接影响患者的饮食、营养而导致营养失调、发热、出血、贫血、肝肾功能损伤等，使化学药物的临床应用受到极大的限制。

八、肝脏恶性肿瘤治疗

1. 肝脏恶性肿瘤的常用化学药物及化疗方案

目前,常用的全身化学药物有以下几种。

(1)5-氟尿嘧啶(5-Fu):是一种抗嘧啶类代谢药,它在体内可能变为 5-氟尿嘧啶脱氧核苷,并可抑制胸腺嘧啶核苷合成酶,阻断尿嘧啶核苷转变为胸腺嘧啶脱氧核苷,从而抑制脱氧核糖核酸的生物合成,即 DNA 的合成,导致细胞损伤及坏死,使癌细胞停止分裂增殖。

5-氟尿嘧啶是主要作用于 S 期的周期特异性药物,对增殖细胞各期都有一定影响,是治疗给肝脏恶性肿瘤的首选药物。用标有放射性的氟尿嘧啶观察体内的分布表明,在恶性肿瘤内放射性较强,其次为肝脏,故 5-氟尿嘧啶治疗肝脏恶性肿瘤有效。

5-氟尿嘧啶,口服吸收不规则,多用静脉给药,可分布于全身各组织中。血浆半衰期为 10~20 分钟,3 小时后几乎全部消失,主要在肝脏内代谢分解失去活性,变为二氧化碳和尿素分别从肺和肾脏排出。

【临床疗效】 单用 5-Fu 治疗肝脏恶性肿瘤其疗效较差,与噻替派联合化疗疗效较好。用药后,患者自觉症状减轻或消失,肝脏恶性肿瘤肿块体积缩小,腹水减少或消失,甲胎蛋白试验转阴。5-Fu 用于肝动脉栓塞化疗较全身化疗疗效好。

【剂量用法】

①静脉注射。每次 250~500 毫克,隔日 1 次,每注射 2

周休息1周,1个疗程总量为7.5～10克。

②静脉滴注。每千克体重为12毫克,加入生理盐水或5%～10%葡萄糖液中缓慢滴入,每日1次,连续5天,以后剂量减半,隔日1次,直至出现毒性反应或总量为90～130毫克/千克体重为1个疗程。

③肝动脉插管化疗。将5-Fu加入5%～10%葡糖糖注射液中做肝动脉插管滴入,每日250～500毫克,总量为10～20克。

5-Fu小剂量长疗程的疗效优于大剂量者,尤其适合于晚期病例或不能耐受大剂量者。

常规剂量治疗后,再每周给予维持剂量治疗,其疗效较其他方法好。

口服给药治疗肝脏恶性肿瘤,患者服药方便,可在家里接受治疗,且骨髓抑制作用较轻,又易接受。

【毒性反应】

①消化系统反应。最多见,常出现恶心、呕吐、食欲缺乏、喉炎、咽炎、胃炎及肠炎、腹泻、血便。

消化系统反应多出现于用药后的5～10天,停药后一周左右可消失。严重反应者可出现胃炎、食管炎及肠麻痹,占消化系统反应的10%～15%。

②骨髓造血功能抑制。在用药期间可出现白细胞及血小板减少,严重反应者可出现三系血细胞减少(如红细胞、白细胞及血小板),甚至导致再生障碍性贫血。

一般认为,在用药后第10天左右先出现白细胞减少,用

八、肝脏恶性肿瘤治疗

药两周左右白细胞减少至最低值,主要是中性粒细胞减少或缺乏。并相继出现血小板减少,严重者可有皮肤、黏膜出血。白细胞减少多于停药后2~3周恢复。血小板减少恢复较慢,红细胞减少恢复更慢。

【停药指征】

在用药期间出现咽喉炎、吞咽困难时,应停止用药。每日腹泻5次以上或血便者,也应停药。

用药期间白细胞减少至3.0×10^9/升以下,血小板减少至80×10^9/升以下者,三系血细胞均减少者,应立即停药。

用药期间出现发热尤以高热,或出现出血倾向者,以及出现共济失调等神经系统症状时应立即停药。

患者全身衰竭、肝肾功能严重损害者,应禁用化疗药物。

(2)阿霉素(ADM):阿霉素是一种广谱抗癌抗生素,属于蒽环抗生素的一种,可通过它嵌合于脱氧核糖核酸(DNA)碱基对之间,并紧密地结合到核糖核酸(DNA)上,改变DNA的模板性质,从而阻断和干扰DNA聚合酶的功能,抑制DNA的合成。它还有干扰核糖核酸(RNA)合成的作用,因此可阻止细胞的分裂。

阿霉素对细胞周期各阶段均有作用,属于细胞周期非特异性药物,但S期细胞对阿霉素更为敏感。

阿霉素的蒽环中有一个电子还原成游离基,具有高度活性,是杀死癌细胞的机制所在。

动物实验及人体静脉注射后药物分子可迅速被组织细胞所吸收,固定于细胞核上,主要在肝脏代谢,并通过胆汁排出，是治疗肝脏恶性肿瘤的有利因素。

【临床疗效】

阿霉素治疗肝脏恶性肿瘤，有效率各家报告相差很大。但一致认为，阿霉素与其他化学药物联合作用，可提高疗效。

近年来开展的肝动脉栓塞化疗（TAE）对肝脏恶性肿瘤有很好的疗效，可明显提高肝脏恶性肿瘤患者的3年生存率，已成为肝脏恶性肿瘤非手术疗法中的首选方法。

一般每4～6周重复TAE 1次，经2～5次治疗，许多肝脏恶性肿瘤明显缩小，可再进行手术切除。

【剂量用法】

①静脉用药。一般主张间断给药，40～60毫克/平方米，每3周1次；或每日20～30毫克/平方米，连续应用3天，间隔3周后再用药；或35毫克/平方米，每周1次。

无论应用何种方法用药，药物总量不应超过450～550毫克/平方米体表面积，以免发生严重的心脏毒性。

②肝动脉栓塞化疗或肝动脉插管灌注化疗。由于用量较小，患者均能耐受，且安全有效，毒性反应较全身用药小，因此，其疗效明显优于全身化疗。

【毒性反应】

①脱发。应用阿霉素后，患者100%的出现不同程度的脱发，但停药后，可逐渐长出又黑又密的毛发。

②消化系统反应。有10%的患者可发生口腔炎、口腔黏膜溃疡、糜烂、疼痛，56%～78%的患者出现恶心、呕吐；少数患者（约15%）出现腹痛和腹泻。严重者可出现食管炎、

八、肝脏恶性肿瘤治疗

胃炎而吞咽困难。

③骨髓造血功能抑制。约有75%的患者用药后出现骨髓抑制,主要表现在用药一周后白细胞和血小板相继减少,严重者可出现三系血细胞均减少,甚至发生再生障碍性贫血,表现为贫血、出血及感染。

④心脏毒性反应。有10%~35%患者在用药期间出现一过性心电图改变,重者可引发心肌炎及充血性心力衰竭。

⑤药液漏出血管外。可引起组织溃疡、坏死,药物浓度过高时可引起静脉炎。

【停药指征】

出现严重的食管炎而影响吞咽时,应停止化疗。外周血白细胞减少至$3.0×10^9$/升以下,或血小板减少至$80×10^9$/升以下,或三系血细胞均减少者,应停止化疗。用药期间出现心电图明显异常者,也应停止化疗。

(3)丝裂霉素C(MMC):丝裂霉素C又称自力霉素,是一种广谱抗癌抗生素。它含苯醌、乌拉坦及乙烯亚氨基三种有效基团,可使细胞的脱氧核糖核酸(DNA)解聚,并有阻止DNA的复制,从而抑制细胞的增殖分裂。

丝裂霉素C是一种细胞周期非特异性药物,对多种癌有抑制作用,对G_1晚期、S早期最为敏感,对G_2期敏感性较小。丝裂霉素C静脉注射后,迅速由血中消失,在6~7小时内有35%由尿中排出。

【临床疗效】

有资料表明,曾用丝裂霉素C治疗肝脏恶性肿瘤,治疗后半年生存率为35.1%,一年生存率为10.8%。栓塞化疗2年生存率在38%～49%。

【剂量用法】

本制剂为紫蓝色结晶,在酸、碱及日光下均很不稳定,溶解后需在4～6小时内应用,以免分解失效。

①静脉注射。每次4～6毫克,用生理盐水或5%～10%葡糖糖注射液20～40毫升溶解,每周2次,1个疗程为40～80毫克。

②肝动脉插管化疗。每日6～10毫克,总量为60～100毫克。

③口服。每日2～6毫克,总量为100～150毫克为1个疗程。

④胸、腹腔注射。癌性胸水、癌性腹水时,可行胸腔或腹腔注射,每次8～10毫克,每周1～2次。4～6次为1个疗程。

【毒性反应】

①消化系统反应。部分患者用药期间可出现轻度的恶心、呕吐及食欲减退。

②骨髓造血功能抑制。大部分患者在用药后1周左右可出现白细胞及血小板计数下降,严重者可出现三系血细胞(红细胞、白细胞及血小板)均减少,并有发热、出血及贫血表现,且恢复较慢。

③其他。部分患者多在用药期间或用药后出现肝、肾功能损害。如药液漏于血管外可引起局部组织坏死、破溃、感染及化脓,甚至导致败血症。浓度高者可引起静脉炎。少数

八、肝脏恶性肿瘤治疗

患者在用药期间出现口腔黏膜出血、溃疡、疼痛,全身乏力及脱发等。

【停药指征】

在化疗期间,应定期(至少每周)检查1次血象(如红细胞、白细胞及血小板计数),发现白细胞或血小板明显减少者,应及时调整剂量或停止化疗。

静脉用药者,药液浓度不可过高,并严防药液漏于血管外。用药后脱发者,可不必停药,待化疗结束后会重新长出新发。口腔炎严重者,影响进食时,可采取静脉补充液体和营养。

(4)顺氯氨铂(简称顺铂,DDP):顺铂是一种广谱抗癌的铂的络合物,临床上用于多种恶性肿瘤的治疗,均有较好的疗效。

顺铂具有抑制蛋白质的合成,交叉连接补偿的脱氧核糖核酸(DNA)链,又具有双功能的烷化剂作用,从而破坏DNA的功能而不能再复制。为一种细胞周期非特异性药物。

静脉注射后开始在肝、肾、膀胱中分布最多,18~24小时后肾内积蓄最多,排泄较慢,4天内尿中仅排出25%~44%。

【临床疗效】 顺铂治疗肝脏恶性肿瘤疗效较好,肝脏恶性肿瘤局部治疗控制率为71%,患者总累积生存时间为1年半。

【剂量用法】

①一般剂量。20~30毫克/平方米溶于生理盐水200毫升中静脉滴注,连用3~5天,1个疗程总量为150毫克。

休息3周后再重复,可重复3~4个疗程。

②高剂量。80~120毫克/平方米溶于生理盐水200~400毫升中静脉滴注,每3周用药1次,可用3~4次,并同时给予血液稀释和利尿,以减轻毒性作用。

③胸、腹腔内注射。每次30~60毫克,7~10天1次。

【毒性反应】

①消化系统反应。一般于静脉注射后1~2小时,出现恶心、呕吐、不思饮食、腹泻等,可持续4~6小时或更长,多在停药2~3天后上述症状消失,但少数患者可持续10天左右才消失。

②骨髓造血功能抑制。每日剂量超过100毫克/平方米时,可出现白细胞减少,严重者可伴血小板减少,或三系血细胞均减少。

③神经系统反应。主要表现为听神经损伤而出现耳鸣、耳聋、头昏或听力消失,多与用药剂量过大有关。

④肾肝心毒性反应。在用药期间出现血尿、蛋白尿、管型尿、血清尿素氮、肌酐增高,常发生于用药后1~2周之间,且与用药总量有关;少数患者出现肝功能损害和心电图异常改变。

【停药指征】

用药期间白细胞检查少于3.0×10^9/升,血小板检查少于7.0×10^9/升,应立即停药。

出现持续性恶心、呕吐不能进食者,尿液检查尿中出现白细胞10个/高倍视野、红细胞5个/高倍视野或管型5个/

八、肝脏恶性肿瘤治疗

高倍视野以上者,血清肌酐大于13.2毫摩/24小时,或血清尿素氮大于535.5毫摩/24小时,既往曾患有肝、肾、心及内耳疾病者,亦应立即停药。

(5)喃氟啶(呋氟尿嘧啶,呋喃氟尿嘧啶,FT-207,替加氟):喃氟啶是一种氟尿嘧啶衍生物,用药后在体内逐渐转变为氟尿嘧啶而发挥作用,在体内能干扰、阻断脱氧核糖核酸(DNA)、核糖核酸(RNA)及蛋白质的合成。

本药不是一个单纯作用于S期的周期特异性药物,对增殖细胞均有一定作用。

本药口服后吸收良好,给药后2小时对DNA、RNA和蛋白质合成的抑制作用达最高峰,持续时间为12~20小时。

静脉注射后,可均匀地分布于肝、肾、小肠、脾和脑,而以肝、肾中的浓度较高。主要由尿和呼吸道排出。

【临床疗效】 喃氟啶与丝裂霉素C联合应用治疗肝脏恶性肿瘤,疗效比单一用药好,患者的自觉症状减轻,肝脏恶性肿瘤肿块缩小,腹水和黄疸消退,甲胎蛋白转阴或明显降低。

【剂量用法】

①口服。每日800~1 200毫克,分3~4次口服,1个疗程药量为20~40克。

②静脉滴注。每次15~20毫克/千克体重,溶于5%葡萄糖注射液300~500毫升,每日1次,或每次60~120毫克/千克体重,每周2次。

【毒性反应】

①消化系统反应。在用药期间出现食欲下降、恶心、呕

吐、口腔糜烂、溃疡、胃炎、腹泻或血便。

②骨髓造血功能抑制。在用药期间出现白细胞及血小板减少,严重者可导致再生障碍性贫血。

③本制剂若漏于血管外,可引起局部坏死、变黑、破溃,不易愈合。

④其他。少数患者可出现步态不稳、脱发、皮炎等。

【减少用量指征】

患者的身体情况较差,体重较轻,营养欠佳者;患者已出现肝外转移或已出现黄疸或腹水者;曾接受大剂量的肝脏恶性肿瘤放射治疗者;患者曾接受多次化学药物治疗者;患者机体免疫功能不全者。

【停药指征】

患者在用药期间,每日腹泻 5 次以上或出现血性腹泻者;出现外周血白细胞减少至 3.0×10^9/升以下者,血小板减少至 8.0×10^9/升以下,三系血细胞急剧下降者;出现四肢麻木,出现反射减退或步态不稳者;出现口腔黏膜广泛糜烂或有霉菌感染或吞咽困难者;出现严重色素沉着者,均应立即停药。

(6)氟尿嘧啶脱氧核苷(FuDR):氟尿嘧啶脱氧核苷是氟尿嘧啶的脱氧核苷衍生物,也是一种抗嘧啶类抗代谢药物,在体内转变为核苷、脱氧核苷及脱氧核苷酸后,而发挥疗效,核苷及核苷酸不仅疗效佳,且其毒性低,因为肿瘤细胞利用核苷酸的能力较强,因此,其疗效高于 5-氟尿嘧啶。

八、肝脏恶性肿瘤治疗

【临床疗效】

肝动脉插管化疗可改善临床症状,提高生命质量,延长生存期。

【剂量用法】

①静脉滴注。每日每千克体重 30 毫克,10 天为 1 个疗程。可用 3~4 个疗程。

②肝动脉插管滴注。每日 20 毫克,每个疗程 3 周至 3 个月不等。

【毒性反应】

①消化系统反应。在用药期间出现厌食、恶心、呕吐、腹泻、腹痛,严重者可出现便血或血性腹泻。

②骨髓造血功能抑制。在用药期间易出现白细胞,血小板下降。用药剂量越大,血象下降越重,下降越早,且恢复较慢,严重者可导致药物性再生障碍性贫血。

③本制剂虽毒性较低,但若将药液漏于血管外也可致局部组织坏死、变黑、破溃,且长期不易愈合。

④其他。用量过大,也可致小脑变性,出现步态不稳,并可引起脱发、皮炎等反应。用量过大者,可出现肝、肾功能损害。

【停药指征】

在用药期间,患者出现严重的呕吐不能正常进食者;出现腹痛、腹泻每日超过 5 次以上,或出现血性腹泻者。

在用药期间每周至少检查血象 1 次,如出现白细胞下降至 3.0×10^9/升以下;血小板下降至 8.0×10^9/升以下,血红蛋白下降至 100 克/升以下之一者。

在用药后出现药物性肝炎、黄疸、腹水之一者；突然出现神经系统损伤，如行动不便，记忆力减退和腱反射异常者。

(7)甲氨蝶呤(MTX)：甲氨蝶呤又称氨甲蝶呤，是一种抗叶酸抗癌药物，对多种恶性肿瘤均有抑制作用。

本药是通过对二氢叶酸还原酶的竞争性抑制而发挥作用。二氢叶酸还原酶是一个在脱氧核糖核酸(DNA)合成中重要的酶，在叶酸转变为四氢叶酸及脱氧尿嘧啶核苷甲基化转变成胸腺嘧啶核苷的过程中是不可缺少的。

本药可有选择性抑制 DNA 的合成期(即 S 期)。在大剂量用时对非增殖细胞，如肝细胞也有直接毒性作用。

本药口服后吸收较好，于 30～60 分钟后血中浓度达最高峰，但大剂量应用吸收较差。肌内注射后血中浓度维持较持久。

本药主要以原形由尿中排出，48 小时内尿中排出量可达 90％。肝肾功能受损者可增加本药的毒性作用。

【临床疗效】 本药作为肝动脉插管化疗药物之一，较全身化疗用药效果佳，可明显改善患者自觉症状，减轻腹痛，肿瘤缩小，腹水和黄疸减轻或消退。

【剂量用法】

①肌注或静注。每次 20～40 毫克，每周 2 次，6 周为 1 个疗程，可应用 3 个疗程。

②肝动脉插管化疗。50 毫克/24 小时，持续动脉滴注；同时给予亚叶酸钙，5～10 毫克，每 4～6 小时肌内注射 1 次，可减轻毒性反应。

八、肝脏恶性肿瘤治疗

【毒性反应】

①消化系统反应。在用药期间和用药后可发生口腔炎、食管炎、胃炎、肠炎而出现食欲缺乏、恶心、呕吐、腹痛、腹泻,严重者可出现血便和频泻。

②骨髓造血功能抑制。在用药和用药后均可出现抑制骨髓造血,主要表现为白细胞和血小板减少,少数患者可出现三系血细胞均减少,甚至导致再生障碍性贫血(出血、感染和贫血)。

③药物性肝炎。长期、大量用药或原有肝功能受损者,可出现或加重肝脏损害,有恶心、呕吐、厌食、肝大、转氨酶升高。

④药物性肾炎。在用药期间,有少数患者可出现蛋白尿、血尿、尿少、血肌酐升高、血尿素氮升高等肾炎表现。

【注意事项】

在用药前后,应酌情补充液体,保持一定的尿量,以尽快从尿中排出。

在用药期间,应保持尿液碱化,可口服碳酸氢钠,每次0.5~1克,每日3~4次,可提高疗效;避免摄入酸性食物,以防引起药物中毒而致死。

应尽量避免连续滴注,以免增加体内蓄积中毒。

肝肾功能不全者应尽量少用或不用本药。

用药期间或停药后10天内应密切观察血象变化,出现血细胞减少者应及时给予调整剂量,严重者应立即停止用药。

(8)噻替派(TSPA):噻替派为一种乙烯亚胺类烷化剂抗肿瘤药。该药对多种恶性肿瘤均有明显的抑制作用,在体内能抑制核酸的合成,主要可抑制人体正常细胞及癌细胞的有丝分裂。

静脉注射后3小时药物浓度即明显下降,24小时内大部分由尿中排出。药物进入人体后将分布全身各部组织内。

本药为一细胞周期非特异性药物。

【临床疗效】 本药可与其他化学药物联合应用进行全身化疗,治疗肝脏恶性肿瘤有一定疗效。

本药经肝动脉插管化疗治疗肝脏恶性肿瘤时,临床疗效为佳。

【剂量用法】

①静注或肌注,每次剂量6毫克/平方米,每日1次,连用5日后,改为每周3次。或每次20～30毫克,每1～2周注射1次。1个疗程总量为200～300毫克,最高量为400毫克。一般显效剂量为50～150毫克(即1～4周)。

②肝动脉插管化疗,每次10～20毫克。

③瘤体内注射,每次不应超过10毫克。

【毒性反应】

①消化系统反应。在用药期间,患者可出现食欲下降、恶心、呕吐,严重者可出现腹泻,但极少出现血便者。

②骨髓造血功能抑制。在用药期间,可出现白细胞及血小板减少,多于用药后1～6周时发生,并在用药结束后血象仍在下降,严重者可导致再生障碍性贫血,即红细胞、白细胞及血小板三系血细胞均减少,并伴有发热、出血及贫血表现。因此在应用本药期间,应于每周至少检查1次外周血象直至

八、肝脏恶性肿瘤治疗

化疗后1年内,可早期发现、早期治疗。

③在用药期间,少数患者可出现轻至中度发热、皮肤皮疹。

(9)优福定(UFT):优福定为喃氟啶(FT-207)与尿嘧啶的复合制剂。

优福定在体内逐渐转变为氟尿嘧啶而干扰、阻断脱氧核糖核酸(DNA)、核糖核酸(RNA)及蛋白质合成的作用。

尿嘧啶可阻断喃氟啶的降解作用,可特异性地提高肿瘤组织中的氟尿嘧啶及其活性代谢物质的浓度。

通过对喃氟啶与尿嘧啶的不同配比,使肿瘤和血液中氟尿嘧啶浓度增高。此外,氟尿嘧啶主要在肝脏中分解,加尿嘧啶后,在肿瘤组织中只有微量分解。

【临床疗效】 本药与丝裂霉素C联合应用,治疗肝脏恶性肿瘤有很好的疗效。

【剂量用法】

口服:片剂中每片含喃氟啶50毫克,尿嘧啶112毫克。每次2~3片,每日3~4次,1个疗程总量为400~600片。

【毒性反应】

①消化系统反应。在用药期间,患者出现食欲减退、恶心、呕吐、腹痛、腹泻,甚至排出血便,且消化系统毒性反应较喃氟啶为重。

②骨髓造血功能抑制。在用药期间,患者可出现白细胞及血小板减少,但较轻微。

③其他。在口服用药时,也可引起脱发、皮炎和神经系统损害,如小脑变性或共济失调等。

【停药指征】

出现严重的消化系统毒性反应时,应调整剂量,如影响进食或便血者,应停止用药。

用药期间,应定期检查血象,可早期发现异常,早期治疗。如出现三系血细胞均减少者,应立即停药,以免导致再生障碍性贫血的发生。

(10)MF(丝裂霉素 C、喃氟啶)

①丝裂霉素 C(MMC)。4~6 毫克/平方米,静脉滴注,每周 1 次,第 1、8 天。

②喃氟啶(FT-207)。每次 200~300 毫克,口服,每日 3 次,第 1~15 天。也可用优福定代替喃氟啶,每次 2~4 片,口服,每日 3 次,第 1~15 天。每 21 天为 1 个周期,共用 3 个周期。

2. 肝动脉栓塞化学药物治疗

20 世纪 80 年代后期,肝脏恶性肿瘤的介入放射治疗在我国得到了开展并迅速推广,不少患者由于肝脏恶性肿瘤肿块的缩小,重新获得手术切除的机会。接受了两步切除术,达到根治肝脏恶性肿瘤的目的,从而挽救了不少肝脏恶性肿瘤患者的生命。肝动脉栓塞化疗方法如下。

(1)先用一种特殊的穿刺针,经皮穿到股动脉。

(2)在 X 线的透视下,将一种导管经过股动脉一直插到肝固有动脉或其分支。

(3)经导管注入栓塞剂,如碘化油、明胶海绵等,阻断肝

八、肝脏恶性肿瘤治疗

脏恶性肿瘤的肝动脉供血。此为肝动脉栓塞术。

(4)如将抗癌化学药物,如阿霉素、丝裂霉素等,与碘化油混合,做成混悬液,再注入肝动脉中。这种具有栓塞和化疗的双重作用,称之为化疗栓塞术,俗称"介入疗法"。

肝动脉栓塞化疗法具有疗效好,不良反应小的特点,已成为肝脏恶性肿瘤患者非手术疗法中的首选方法。

3. 肝动脉栓塞化疗的适应证、禁忌证及疗效

肝动脉栓塞化疗治疗法主要适合于手术无法切除的肝脏恶性肿瘤患者。主要的适应证包括以下几种。

(1)肝动脉栓塞化疗的适应证

①肝脏恶性肿瘤肿块过大,若行手术切除后剩余的肝脏过小,肝脏将不能代偿其功能者。

②肝脏内有多发性肝脏恶性肿瘤病灶,行手术切除将无法彻底。

③肝脏恶性肿瘤位于肝门区大血管周围,手术无法切除或手术的风险过大。

④肝脏恶性肿瘤患者合并有严重的肝硬化,或合并其他重要的器质性疾病,患者不能耐受切除手术者。

⑤肝脏恶性肿瘤切除后复发者,或肝脏恶性肿瘤病灶破裂出血者。

(2)肝动脉栓塞化疗的禁忌证

①肝脏恶性肿瘤患者合并有严重的肝硬化和肝功能受损严重者。

②肝脏恶性肿瘤患者合并严重的心、肾功能不全或凝血功能障碍者。

③肝脏恶性肿瘤患者合并有严重的门静脉高压,并曾有消化道出血者。

④肝脏恶性肿瘤患者出现大量腹水、重度黄疸、明显少尿者。

⑤肝脏恶性肿瘤患者外周血白细胞持续低于 3.5×10^9/升者。

⑥肝脏恶性肿瘤体积过大,已超过肝脏体积的 2/3,行栓塞化疗后可能会导致急性肝衰竭者。

⑦肝脏恶性肿瘤已全身广泛转移或终末期患者。

⑧门静脉主干完全阻塞,无侧支循环者。

(3)肝动脉栓塞化疗的疗效

①1 年生存率为 50%～60%。

②2 年生存率为 30%。

③3 年生存率为 20%

一般而言,肝脏恶性肿瘤小者为单纯结节型,其预后较好。

一般 4～6 周重复 1 次,3～5 个疗程后肝脏恶性肿瘤体积明显缩小,可视病情行二期手术切除。

4. 肝动脉栓塞化疗的准备及护理

(1)术前准备

①患者应了解肝动脉栓塞化疗术的目的、疗效及方法,并主动配合治疗。

八、肝脏恶性肿瘤治疗

②患者于术前应练习床上大小便,直至能排出大小便为止。

③要接受皮肤碘过敏试验,以免发生碘过敏而出现意外。

④穿刺部位要备皮,由护理人员剔去毛发,并清洁干净,减少局部感染机会。在术侧大腿上1/3至腹股沟部应剃毛。

⑤术前4小时,要禁食、禁水等,以防术中及术后呕吐。

⑥术前按医嘱应用镇静药及镇吐药物。

肝动脉栓塞化疗是一种侵入性的治疗,为防止术后可能发生的各种并发症,除医护人员应该细心观察、护理外,患者及家属也应配合医护人员做好术后护理。

（2）术后护理

①手术后的当日即开始补充液体,连续3～5日,每日补液量为1 000～1 500毫升。

②根据病情给予有效的抗生素、抑酸药、止血药及止吐药等。

③给予保肝药物。

④患者穿刺侧的下肢应保持伸着状态,防止穿刺点加压包扎处移动、松动,并密切观察穿刺点有无出血或渗血,发现异常,应立即向医护人员反映,并及时处理。

⑤家属应经常触摸患者穿刺下肢足背动脉的搏动情况,如发现足背动脉搏动消失,提示包扎过紧,应请医生适当减压。

⑥应密切观察尿量、尿的颜色,观察有无恶心、呕吐、发热、腹痛等,发现异常,应请医生及时处理。

⑦术后患者应卧床休息24小时,穿刺点加压包扎至少4～6小时,以防止穿刺部位出血及血肿形成。

⑧术后当日可进流质饮食,以后可逐渐过渡到半流质饮食和正常饮食。饮食应保持清洁、新鲜,富于营养且易于消化和吸收。

5. 瘤内注射化疗

德国科学家在CT引导下进行瘤内注射顺铂和肾上腺素凝胶,治疗肝脏恶性肿瘤有一定疗效。

作者利用纯化的牛胶原作为蛋白质载体,加入顺铂,每毫升中4毫克及肾上腺素每毫升中0.1毫克(每次最大剂量为1毫克),进行肿瘤内注射治疗肝脏恶性肿瘤。

每次注射前用生理盐水500～1 000毫升静脉滴注,以减少化学药物的毒性反应。然后采用带有6个侧孔的穿刺针在CT定位下进行肿瘤内注射。

作者治疗了8例继发性肝脏恶性肿瘤(直肠结肠癌肝转移),平均注射5.1次;9例原发性肝脏恶性肿瘤,平均注射3.1次。

结果显示,治疗后无论继发性肝脏恶性肿瘤抑或原发性肝脏恶性肿瘤的平均体积均有缩小,尤其原发性肝脏恶性肿瘤平均体积缩小一半以上。治疗后随访6个月,肝细胞癌的局部治疗控制率为71%,继发性肝脏恶性肿瘤局部治疗控制率为38%。

全部患者总累积生存时间为13.15个月,8例直肠结肠

八、肝脏恶性肿瘤治疗

癌肝转移患者的生存期为 14～48 个月,9 例肝细胞癌患者生存期为 14～11 个月。

注射后的不良反应:①短暂的局部疼痛为 26%。②心悸为 24%。③多汗为 30%。④肩痛为 30%。⑤恶心、呕吐为 53%。未出现顺铂常见的肾、耳和外周神经毒性反应。

研究者认为,局部注射凝胶化疗对肝细胞癌的疗效要好于直肠结肠癌肝转移癌灶,其原因可能是肝细胞癌一般有包膜,药物不易扩散到肿瘤以外,同时肝细胞癌内压力较高,有利于药物在肿瘤内的均匀扩散。

6. 肝动脉插管化疗

由于肝脏恶性肿瘤的血液供应主要来自肝动脉,故多采用肝动脉插管化疗。

国内多系剖腹探查发现肝脏恶性肿瘤已不能切除者,而改用肝动脉插管化疗。一般采用经胃网膜右动脉-胃十二指肠动脉-肝固有动脉插管化疗。

国外多采用经皮穿刺肱动脉或股动脉作选择性腹腔动脉或肝动脉留置插管化疗。

(1)临床疗效:经肝动脉输注化学药物可使肝脏恶性肿瘤病灶区获得较高浓度的化学药物,是全身给药的 3～5 倍,而毒性反应和不良反应均较安全给药小而轻。

肝脏恶性肿瘤进行肝动脉插管化疗不仅获得肯定的临床疗效,且可提高生存期。即使全身化疗无效,再用肝动脉插管化疗仍然有效,可使 80% 患者自觉症状改善,40% 以上患者肿瘤缩小,生存期超过2年者不少见。

但也有相反的结果,单纯为了肝动脉插管化疗而做剖腹术并无价值。

(2)常用化学药物

①5-氟尿嘧啶(5-Fu)。

②5-氟脱氧尿嘧啶核苷(FuDR)。

③噻替派(TSPA)。

④氨甲蝶呤(MTX)。

⑤丝裂霉素C(MMC)。

⑥阿霉素(ADM)。

⑦长春新碱(VCR)。

⑧更生霉素(放线菌素D,ACTD)。

(3)方法:一般每日或隔日经导管灌注1次,在注药前,应先灌注0.5%普鲁卡因5毫升,以解除肝动脉痉挛和局部疼痛。注药后,再灌注2.5%枸橼酸钠溶液或50单位/毫升的肝素5毫升,以防止导管内血液凝固而堵塞。

肝动脉插管化疗也可与肝动脉结扎配合应用,有利于提高疗效。也可将导管连接在微型注射泵上,易进行微量连续灌注化疗。还可以采用皮下埋藏式灌注微泵,使导管不易堵塞并可长期保留,易为患者接受,可以提高疗效,且安全、方便。

肝脏恶性肿瘤的化疗通常以肝动脉内灌注较为有效。肝动脉化疗有两种途径:

①经手术插管至患侧肝动脉,每天或隔天灌注1次,疗效较好。

八、肝脏恶性肿瘤治疗

②经皮穿刺股动脉插管至肝动脉,大多不留置,而一次性大剂量给药,临床疗效不如前者。

目前首选顺铂,每日10毫克,10日为1个疗程,休息10日后,可重复,总量不超过500毫克。其次也可选用5-氟尿脱氧嘧啶核苷,每日或隔日500毫克,共5～10克。此外,还可选用丝裂霉素C、阿霉素、甲氨蝶呤等。

肝硬化较重者以前两者为稳妥。无肝动脉插管条件者,可口服喃氟啶,每次200毫克;每日3次,口服。

(4)不良反应及并发症

①小剂量插管化疗时,几乎少见药物不良反应。

②肝动脉插管化疗的不良反应较全身化疗为小。

③可发生轻度的骨髓抑制,如白细胞、血小板减少,停药或减量后即可恢复正常。

④化疗期间可发生恶心、呕吐、胃炎,停药后即可消失。

⑤少数患者在插管化疗期间出现感染、血栓、消化道出血等不良反应。

⑥少数患者可发生插管移位及肝动脉栓塞。

7. 化学药物对骨髓造血的影响

很多化学药物治疗肝脏恶性肿瘤时,对骨髓造血功能都有不同程度的抑制作用,由于化学药物的广泛应用,故药物性所引起的造血细胞减少较以往增多,白细胞(实际是粒细胞)减少是造血细胞受到抑制的最常见的一种表现,有资料统计可达40%(表3)。

表3　化学药物对骨髓造血的影响程度

治疗肝脏恶性肿瘤化学药物	与药物剂量的关系	骨髓抑制程度	骨髓抑制最低天数	骨髓造血恢复天数	白细胞减少	白细胞及血小板减少	全血细胞减少
阿霉素(ADM)	+	Ⅲ	6～13	21～24	+	+	+
甲氨蝶呤(MTX)	+	Ⅲ	7～14	15～21	+	+	+
5-氟尿嘧啶(5-Fu)	+	Ⅲ	7～14	15～21	+	+	+
喃氟啶(FT-207)	+	Ⅲ	7～14	15～21	+	+	+
优福定(UFT)	+	Ⅲ	7～14	14～25	+	+	+
氟尿嘧啶脱氧核苷(FuDR)	+	Ⅲ	7～14	14～25	+	+	+
放线菌素D(更生霉素ACTD)	+	Ⅱ	5～15	14～28	+	+	+
丝裂霉素(MMC)	+	Ⅱ	7～15	16～25	+	±	+
顺铂(DDT)	+	Ⅱ	10～21	18～22	+	+	+
长春新碱(VCR)	+	Ⅰ	10～15	8～14	+	±	

(1)发病机制

①化学药物的烷化剂,由于化学结构上有烷化基团,可与蛋白质、核酸、酶脂类、氨基酸等起作用,特别是能与DNA链中的鸟嘌呤交叉连接,抑制DNA的复制,故抑制血细胞的分化和增殖。

②抗代谢的化学药物通过其竞争性抑制作用,阻碍DNA的合成。

③有些化学药对某些敏感者骨髓中的造血干细胞起抑

八、肝脏恶性肿瘤治疗

制作用。

④有的化学药物,可引起粒细胞无效生成,导致粒细胞减少。

8. 化学药物性白细胞减少症及防治

白细胞减少最为多见,常发生于化学药物治疗一周后,外周血中白细胞总数持续低于 4.0×10^9/升,中性粒细胞百分数可正常或减少,称为白细胞减少症。

白细胞减少症多是中性粒细胞减少,而中性粒细胞绝对值低于 1.5×10^9/升时,称为中性粒细胞减少症。

外周血中白细胞总数持续低于 2.0×10^9/升,中性粒细胞多低于 $10\% \sim 20\%$,有时中性粒细胞消失者,均称为粒细胞缺乏症。

(1)白细胞减少症临床表现

①多起病缓慢,可无特殊症状,或仅有肝脏恶性肿瘤症状或被肝脏恶性肿瘤症状所掩盖。

②多在化疗期间检测血象时被发现。

③全身症状。患者可出现头晕、全身乏力、食欲缺乏、失眠多梦、低热、畏寒、心悸等。

④多有继发感染症状。如口腔炎、咽峡炎、中耳炎、支气管炎、肺炎、泌尿系感染,且反复发作不易治愈。

⑤停止化学药物治疗后,绝大多数患者白细胞可逐渐恢复正常。

⑥血常规检查。外周血白细胞总数少于 4.0×10^9/升。

粒细胞减少时,外周血中性粒细胞绝对值少于 2.0×10^9/升,淋巴细胞相对增多。红细胞和血小板大致正常。

⑦骨髓象。幼稚粒细胞不少而成熟粒细胞减少。

(2)粒细胞缺乏症临床表现

①多有应用化学药物病史。

②常于化疗期间突然发病,高热不退,急骤畏寒,全身不适或疼痛。

③6～7天后出现严重感染,再度骤然高热。

④咽部疼痛、红肿、溃疡和坏死。

⑤颌下及颈部淋巴结肿大,可出现急性咽峡炎。

⑥于口腔、鼻腔、食管、肠道、肛门、阴道等处黏膜可发生坏死性溃疡。

⑦严重者肺部感染、败血症、脓毒血症等往往导致患者死亡。

⑧血常规。外周血中性粒细胞绝对值少于 0.5×10^9/升,甚至消失。

⑨骨髓象。骨髓中各阶段的粒细胞几乎消失。

(3)防治

①在给肝脏恶性肿瘤患者应用化学药物治疗时,无论采取何种给药途径,都应严格按治疗计划进行,应用有效的最小剂量,而不可盲目加大剂量。

②在化疗期间,每周至少检查 1 次血常规,可以早期发现、早期治疗。

③无论应用何种化学药物,用药剂量不可过大,用药时

八、肝脏恶性肿瘤治疗

间不可过长,用药种类不可过多,尽量采用毒性小的化学药物。

④临床医生在化疗期间应密切观察病情变化,每日至少检查一次皮肤、黏膜有无出血倾向和糜烂、溃疡,有利于早期诊断及预防。

⑤肝脏恶性肿瘤患者在化疗期间,应密切主动配合医生治疗,身体出现异常反应时,应立即向医生报告,以利及时诊治。

⑥发现白细胞少于 3.0×10^9/升,必须及时调整剂量或停药。

⑦给予促白细胞生成药物(表4)。

表4 促白细胞生成药物

药物种类	效 果	指 征	用 法
维生素 B_6	为细胞生长所必需的物质促进白细胞生长	各种原因所致白细胞减少	每次10~20毫克,每日3次,口服
维生素 B_4	核酸活性部分,促进白细胞生成	化学药物所引起的白细胞减少	每次10~20毫克,每日3次,口服。或20~40毫克,每日2~3次,肌内注射
鲨肝醇	促白细胞生成	化疗所引起的白细胞减少	每次25~50毫克,每日3次,口服

续表

药物种类	效果	指征	用法
利血生	促进骨髓造血功能	各种原因引起的白细胞减少	每次10～20毫克,每日3次,口服
肌苷	参与人体能量代谢与蛋白质合成,能转变为多种核苷酸	化疗所引起的白细胞减少	每次200～400毫克,每日3次,口服或静脉注射,每日1～2片
脱氧核苷酸	改善代谢,促进骨髓造血功能	化疗所引起的白细胞减少	每次100毫克,每日3次,口服
康力龙、大力补	雄激素,促进蛋白质合成	肝脏恶性肿瘤所致白细胞减少	康力龙,每次2毫克,每日2～3次。大力补,每次2.5毫克,每日2～3次,口服
白血升	促进白细胞增生	化疗所引起的白细胞减少	每次200～300毫克,每日3～4次,口服
氨肽素	促进白细胞增殖、分化、成熟和释放,增加白细胞和血小板	各种原因引起的白细胞减少	每次1克,每日2～3次,口服
胞苷磷酸钠	参与蛋白质合成	各种原因引起的白细胞减少	每次0.1～0.2克,每日3次,口服

⑧有感染者及时控制感染并预防感染,可酌情应用抗生素治疗。

⑨粒细胞缺乏者,应采取严密的消毒隔离措施,有条件

⑩加强皮肤、口腔、肛门、阴道护理,以防交叉感染。

⑪发生感染者,应设法明确感染的性质和部位,并给予足量广谱抗菌药物治疗。

⑫应用促白细胞生成药。粒细胞集落刺激因子(C-CSF),每日2～5微克/千克体重,皮下注射。或粒-巨噬细胞集落刺激因子(GM-CSF),每日3～10微克/千克体重,皮下注射。一般用7～10日为1个疗程,治疗粒细胞缺乏者,疗效很好。

⑬浓缩白细胞输注疗效不肯定,且有明显的不良反应,很少应用。

⑭严重者可予以大量静脉注射丙种球蛋白和输入新鲜全血。

9. 化学药物性血小板减少性紫癜及防治

药物性血小板减少性紫癜可分为以下3型:再生不良型;免疫型;直接破坏血小板型。

化学药物所致的血小板减少性紫癜是由于全面抑制骨髓造血组织的结果,与应用的化学药物剂量有关,属再生不良型。

(1)发病机制:随化学药物的种类、性质、剂量、疗程及用药途径而不同。化学药物中的结构能与蛋白起作用,抑制DNA复制,阻碍血细胞的分裂。

(2)临床表现

①血小板减少是全血细胞减少的一部分。

②除血小板减少所致的出血外。

③常伴有白细胞和红细胞的减少而出现的症状,如发热、感染、贫血、头晕、无力等。

④一般说来,先发生白细胞减少,然后血小板减少,最后才出现全血细胞减少。

⑤血常规。外周血血小板减少,多在 100×10^9/升以下,严重者可降至 50×10^9/升左右。

⑥骨髓象。骨髓有核细胞增生减低,巨核细胞减少或缺乏。

(3)防治

①在化疗期间,应每周检查1次血常规、血小板。多数化疗药物抑制骨髓造血时,先有白细胞减少,此时,应警惕血小板的减少。

②在化疗期间,血小板减少至 80×10^9/升以下者,应立即停止化疗。一般停止化疗1周左右血小板即可上升。

③血小板减少至 50×10^9/升时,或有明显出血者,则应输新鲜全血或血小板悬液。

④应用升血小板的药物

● 利血生,每次200~300毫克,每日3次,口服。

● 肌苷,每次200~600毫克,每日3次,口服;或每次200~600毫克,静脉注射或静脉滴注,每日1次。

● 核苷酸,每次100~200毫克,每日3次,口服。

● 氨肽素,每次600~1 000毫克,每日3次,口服。

● 康力龙(司坦唑醇),每次 2 毫克,每日 2～3 次,口服。

⑤明显出血者,可用糖皮质激素治疗 2～3 周。常用泼尼松 30～60 毫克/日,分次或顿服,或大剂量甲泼尼龙,1 000 毫克/日,静脉注射,3～5 次为 1 个疗程。

10. 化学药物性白细胞减少症的自我防护

肝脏恶性肿瘤患者在化疗期间易出现白细胞减少或粒细胞缺乏,而白细胞减少又极易受到感染,因此,应积极做好自我防护。

生活起居应注意规律,在冬春之际应特别注意防寒保暖,盛夏时节也不宜贪凉疲劳。

化疗前应加强锻炼身体,以增强体质,提高机体免疫功能,可以预防感染。

化疗期间,患者应注意休息,适当在室内活动,保证有充足的睡眠时间。患者出现白细胞减少时,应避免到人多的公共场所活动,不接受探视,以防交叉感染。患者应坚持每天按摩迎香穴等保健按摩功,可预防感冒。

在冬春季节,居室内可用食醋熏蒸做空气消毒,每立方米空间用食醋 5～10 毫升,加水 1～2 倍,加热熏蒸 2 小时,每日或隔日 1 次,可预防流感的发生。

因白细胞减少而感冒者,可服贯众汤。处方:贯众、紫苏、荆芥各 10 克,甘草 3 克,水煎,顿服,可连服 3 日,适用于冬春风寒季节,防治外感。或服用藿佩汤。处方:藿香、佩兰各 5 克,薄荷 2 克,水煎代茶,连服 3～5 日,适用于夏令暑湿当令季节。

患者居室要安静、整齐、保持空气新鲜及适宜的温湿度，并防止有对流风。

化疗期间，饮食应清淡可口，易消化，富营养之品为主，应避免油腻、辛辣食物及烟酒等。

11. 白细胞减少症的验方治疗

肝脏恶性肿瘤患者在放射治疗期间和化学药物治疗期间，大多数患者均会出现不同程度的白细胞减少，或粒细胞缺乏，严重者可出现全血细胞减少，少数患者甚至导致再生障碍性贫血。因此，积极有效地治疗白细胞减少症，对提高患者的生存期非常重要。常用以下单方和验方：

(1) 二红生血汤

【组　成】 花生衣10克，红枣10枚。

【做　法】 水煎至100毫升。

【用　法】 每日数次，每次10毫升，口服。

(2) 二仁小豆糕

【组　成】 花生仁30克，薏苡仁30克，赤小豆30克，红枣30克。

【做　法】 加水适量，煮熟。

【用　法】 每日1剂，食用。

(3) 黄虎升白饮

【组　成】 黄精15克，虎杖15克。

【做　法】 水煎至100毫升。

八、肝脏恶性肿瘤治疗

【用　　法】　每日1剂,分早、晚服。

(4)灵芝升白饮

【组　　成】　灵芝20克,石韦30克,大枣10克。

【做　　法】　水煎至100毫升。

【用　　法】　每日1剂,分早、晚服。

(5)女贞升血饮

【组　　成】　女贞子20克,黄氏20克,苦参10克,大枣5枚。

【做　　法】　水煎至100毫升。

【用　　法】　每日1剂,分早、晚服。

(6)黄白参升血饮

【组　　成】　黄芪30克,白术20克,党参10克,红枣20枚。

【做　　法】　水煎至100毫升。

【用　　法】　每日1剂,分早晚服。

(7)党参升血汤

【组　　成】　党参15克,银柴胡6克,生姜6克。

【做　　法】　水煎至100毫升。

【用　　法】　每日1剂,分早、晚服。

(8)鸡血藤糖浆

【用　　法】　每次10毫升,每日3次,连服5天。

(9)鸡血藤丸剂

【用　　法】　每次5丸,每日3次,连服5天。

(10)灵芝胶囊

【用　　法】　每次5粒,每日3次,20日为1个疗程。

以上各药,可选择1~2种服用,切不可多种同时服用,以免出现不良反应。

12. 白细胞减少症的自我辨证施护

肝脏恶性肿瘤患者无论在放射治疗或化学药物治疗期间出现的白细胞减少症均属于中医学"气劳"的范畴,根据临床辨证分为以下气血两虚、气阴亏虚、脾肾阳虚及肝肾阴虚4型。

(1)气血两虚型

【主要表现】

①头痛、头晕,四肢无力。

②寡言少语,易感冒而发热。

③面色萎黄,自汗,体倦。

④食欲缺乏,恶心,腹部不适。

⑤心悸,气促,便溏,尿黄。

⑥舌质淡,脉细弱。

【辨证施护】

①临床休息,防止过劳。

②注意气候变化,随时增减衣被,以防受凉感冒而加重病情。

③饮食不宜苦寒过度,不宜辛热之食品,以免辛散耗气或克伐元气;不宜进食油炸香燥食品,以免伤津耗血。

④宜选用人参、山药、大枣、莲子、扁豆、马铃薯、牛肉、鸡肉、羊肉、粳米、葡萄、龙眼肉、花生、猪肝、乌骨鸡、荔枝等补

八、肝脏恶性肿瘤治疗

气生血之品。

(2)气阴亏虚型

【主要表现】

①寡言少语,乏力体倦,腰膝酸软。

②自汗盗汗,低热或手足心热。

③口渴欲饮,食欲减退,头晕心烦。

④舌红或淡红。

⑤脉细数。

【辨证施护】

①患者自汗时,要注意保温,及时擦干汗水,注意更换汗湿衣被,严禁汗出当风。

②应避免进食辛辣、油腻、煎炸厚味等助热伤阴之食品。

③宜多食香菇、扁豆、猪肝、银耳、鸭肉、淡菜等益气养阴之品。

(3)脾肾阳虚型

【主要表现】

①面色萎黄或苍白。

②形寒肢冷,食少便溏;或腹痛,下利清谷。

③神疲乏力,腰膝酸软。

④阳痿或性欲减退。

⑤舌伴有齿印,苔白。

⑥脉弱或沉迟。

【辨证施护】

①居室应阳光充足,室温宜偏高,且加强保暖。

②患者可根据自身体力适当进行锻炼和体力活动,以增强抵抗力。

③冬日宜多晒太阳,以利于阳气振奋,驱除阴寒。

④便后应保持肛门和臀部清洁干燥,以免因便次增多而糜烂、感染。

⑤不宜进食生冷瓜果及冰镇冷饮,以免伤脾胃阳气。

⑥饮食宜选用扁豆、南瓜、西红柿、姜、胡桃等健脾温肾之品。

(4)肝肾阴虚型

【主要表现】

①患者头晕目眩,咽痛口燥。

②低热或五心烦热,盗汗。

③肢麻目干,腰膝酸软。

④失眠多梦,耳鸣遗精。

⑤舌红少津。

⑥脉细或沉细。

【辨证施护】

①居室宜通风凉爽,室温宜偏低,并应保持一定的温度。

②保持心态平衡,避免情绪波动,动火伤阴。起居定时,入睡前尽量排除杂念或兴奋之因素。

③可选用自我按摩,有助于入眠,如按摩印堂穴,推眉棱骨至太阳穴,或按摩太阳穴20次,按摩腹部等。

④饮食不宜辛热香燥,以免动火伤阴。

⑤宜选食梨、百合、鸡蛋、奶类、银耳、猪肉、鸭肉、乌骨

鸡、龟肉、海参等滋补养阴之品。

13. 白细胞减少症的保健按摩

白细胞减少症,尤其粒细胞缺乏者,最易感染,口腔及呼吸道又是常见的感染部位。而保健按摩有助预防感染、舒经活络、强阴固肾的作用。

(1)保健按摩的要求

①按摩前,应先排解大小便。

②稳定情绪,放松衣带,自然呼吸。

③思想集中,全神贯注到动作上,动作要柔和自然。

④可根据自身情况,既可全套进行或选择几节锻炼。

⑤练完即可慢慢起身,在室内散步1~2分钟,不宜直接吹风。

(2)保健按摩方法

①揉头皮。双手手指插入头发的皮肤上,轻松来回交叉揉动头皮,不宜用力,以免有伤头皮。揉动时如理发洗头感觉,揉动30~50次为宜。

作用:有健脑醒脑,促进头部血液循环,增强头部抵抗力,预防上呼吸道感染,适用于放疗和化疗时白细胞减少症或粒细胞缺乏者。

②揉鼻翼。微闭双眼,用两大拇指节骨中间一节,互相擦热,再轻轻揉擦鼻翼两侧各20次。

作用:改善鼻部血液循环,增强鼻咽部抵抗力,解除鼻塞、流涕,并可防治感冒。

③按摩迎香。用两手食指轻摩鼻翼两侧迎香穴(位于鼻翼旁 0.5 寸为迎香穴)各 20 次。

作用:促进鼻部、面颊部血液循环,增强面部抵抗力,可解除头痛、鼻闭、流涕,防治外感。

(3)眼部自我按摩:保护眼睛正常功能十分重要,因为上呼吸道感染常累及眼睛,而眼部的自我按摩,方法简单易行,安全有效,只要坚持每日按摩 2~3 次,即能达到防治眼疾的目的。眼部的按摩方法如下。

①揉攒竹。取正坐位,双肘支撑桌面,用左右拇指的螺纹面,分别按揉左右眉内侧凹陷处攒竹穴,以产生酸胀感为宜,每次按揉 1 分钟。

②按揉睛明。取正坐位,以双手十指或单手拇指和食指的螺纹面相对用力,按揉双眼内的睛明穴处,指端可向内侧稍勾,向鼻柱方向用力,一挤一按,反复进行,按揉 1~2 分钟。

③揉四白。取正坐位,用双手食指螺纹面按揉眶下凹陷的四白穴处,按揉 1~2 分钟。

④刮眼眶。将双手食指屈曲成弓状,两手拇指按压于两侧太阳穴处,再用食指、中指交替刮眼眶,由内向外,先上后下,反复按压 2 分钟。

⑤揉太阳穴。用双手中指螺纹面紧贴眉梢与眼外眦连线后约 1 寸凹陷处,逐渐用力按揉,顺逆交替,按揉 2 分钟。

14. 粒细胞缺乏症口腔溃疡的自我防治

肝脏恶性肿瘤患者在放疗和化疗期间出现粒细胞缺乏

八、肝脏恶性肿瘤治疗

时常发生口腔黏膜溃疡,不仅疼痛难忍影响进食,还可能导致坏死,引发败血症。因此,积极防治十分重要。现介绍防治处方如下。

(1)涂用普鲁卡因溶液:疼痛患者,局部可涂用1%~2%普鲁卡因溶液,并保持口腔清洁,饭后漱口,用软毛牙刷刷牙,以免刺激出血。

(2)用过氧化氢溶液漱口:每2~3小时,用1%~3%过氧化氢溶液漱口1次。

(3)外擦药:溃疡局部可用冰硼散、锡类散或黄连清黛散等外用。

(4)萝卜汁漱口:将萝卜(红、白萝卜均可)适量洗净,切碎,捣烂,取汁,用其汁漱口,每日数次。具有活血化瘀,清除积滞,清热解毒之功效。

(5)黄连蛋黄油:取黄连6克,烘干研末,再用蛋黄熬出油,用蛋黄油适量调和黄连成糊状,涂抹口腔溃疡处。具有清热解毒,滋阴生肌,营养局部之功效。

(6)一味凤凰衣:取鸡蛋1个,打开鸡卵膜衣(鸡蛋壳内白色膜),用淡盐水浸泡数分钟以消毒杀菌,视口腔溃疡大小而剪切凤凰衣,敷贴患处,每日2~3次。具有保护溃疡面,清热解毒,促进生肌,预防感染之功效。

(7)吴茱萸:将吴茱萸12克,烘干研末,再用食醋调成糊状,于每晚睡前贴敷两脚足心(即涌泉穴),于次晨取下,连用3~5日。具有引火下行,有助于口腔溃疡愈合。

(8)口腔溃疡膜:庆大霉素8万单位,达克罗宁0.3克,倍他米松1毫克,浓鱼肝滴剂5滴,内服香精2滴,甘油15滴,糖精适量,羟甲纤维素钠3克,蒸馏水50毫升。涂于口腔溃疡表面,每日2～3次。保护溃疡面,免受刺激,促进黏膜生长,加速愈合。

(9)可可蜂蜜糊:取可可粉及蜂蜜各适量,调成糊状。每次4～5克,含于口中,慢慢咽下,每日数次,连用3～5日。保护溃疡面,供给营养、促进溃疡愈合。

(10)维生素 B_2 类食物:多食富含维生素 B_2 的食物,如鱼类、蛋类、奶制品、海苔、香菇、裙带菜及动物肝脏等,有助于溃疡面愈合。

(11)严禁烟、酒和刺激性食物:患病期间严禁烟、酒及刺激性食物的摄入,以利于溃疡愈合。

15. 化学药物性胃肠道反应及防治

肝脏恶性肿瘤患者在化疗期间最早、最多见的不良反应是消化系统症状,如食欲缺乏,恶心、呕吐、腹痛、腹泻等。

由于用药种类、剂量、用药途径、疗程长短及患者对药物敏感性的不同,出现的程度也不同。

(1)引起恶心、呕吐发生的化学药物:呕吐发生率以高低为序排列(常用于治疗肝脏恶性肿瘤药物):

①顺铂(DDP)。

②放线菌素 D(ACTD)。

③阿霉素(ADM)。

④丝裂霉素 C(MMC)。

八、肝脏恶性肿瘤治疗

⑤甲氨蝶呤(MTX)。

⑥5-氟尿嘧啶(5-Fu)。

⑦氟尿嘧啶脱氧核苷(FuDR)。

⑧噻替派(TSPA)。

⑨优福定(UFT)。

⑩喃氟啶(FT-207)。

⑪长春新碱(VCR)。

(2)呕吐机制

①化学药物直接抑制增殖、分裂旺盛的胃黏膜上皮细胞,而导致胃黏膜上皮细胞出现非炎症性反应。

②化学药物进入血液后,通过神经体液途径刺激大脑神经的呕吐中枢,而引起恶心、呕吐。

在治疗肝脏恶性肿瘤的化学药物中,致吐作用最强的是顺铂,致吐最低的是长春新碱。

(3)呕吐的分类

①急性呕吐。指的是患者在应用化学药物24小时内出现的恶心、呕吐。如顺铂,多于注射后1~2小时出现呕吐,这种呕吐会持续4~6小时或更长,停药2~3日后呕吐消失。

②延迟性呕吐。指的是患者在应用化学药物24小时以后至5~7天出现恶心、呕吐。如长春新碱,多于用药后2~3日出现恶心、呕吐,持续1日左右,多于停药后1~2日消失。

③预期性呕吐。是指患者因第一次接受化疗时即出现较强的呕吐,而在下一次化疗给药前,甚至有的患者在看到同病室的病人呕吐时,患者便出现的呕吐。这种呕吐纯属条

件反射,其原因主要是患者的心理作用,与化学药物的种类、剂量、用药途径无关,但是与化疗疗程有一定关系。

(4)呕吐的并发症

①频繁恶心、呕吐可导致患者脱水、电解质紊乱,酸碱失衡,从而增加患者痛苦。

②呕吐剧烈者,可导致患者体质虚弱,精神萎靡,全身乏力。

③严重呕吐者可引起胃贲门部黏膜撕裂、出血,而导致呕血,甚至发生出血性休克。

④呕吐持续时间长者,可降低患者对化疗的耐受力,并对化疗产生恐惧心理,甚至中断化疗。

(5)防治

①化疗前要消除紧张的情绪。在患者化疗前应向患者说明化学药物可能出现呕吐的时间、程度,使患者有精神准备,正确对待出现的反应。

②饮食调整。化疗时多食易消化、少油腻的清淡食物。

③患者可行少食多餐制,或提前进早餐,可减少呕吐。

④患者发生呕吐时,应行侧卧,以防误吸而出现窒息或吸入性肺炎的发生。

⑤患者呕吐后,应及时漱口,有助于减轻和防止再次呕吐,并及时清理呕吐物,通风换气,亦有助于清除呕吐条件反射。

(6)常用的止吐药

①枢复宁(昂丹司琼)。每次5毫克/平方米,静脉注射,每12小时1次。

八、肝脏恶性肿瘤治疗

②康泉。每次 50 微克/千克体重,静脉注射,每日 2～3 次,或 3 毫克,静脉注射。

③呕必停(托烷司琼)。每次 5～10 毫克,静脉注射,每日 3～4 次。

④Dolasetron。每次 1.8～3.0 毫克/千克体重,静脉注射,每日 2～3 次。

⑤RG1295。每次 5～25 毫克,口服,每日 2～3 次。

⑥灭吐灵(甲氧氯普胺)。每次 0.1～0.3 毫克/千克体重,静脉注射,每 2 小时 1 次。

⑦氟哌啶醇。每次 1～3 毫克,静脉注射,每 2～3 小时 1 次。

⑧普鲁氯哌嗪。每次 10～20 毫克,口服,每次 3～6 小时 1 次。

⑨地塞米松。每次 10～20 毫克,静脉注射,每日 2～3 次,或 2.5～5 毫克,口服,每 3～6 小时 1 次。

⑩吐来抗(硫乙拉嗪)。每次 10 毫克,每日 2～3 次,口服。

(7)注意事项

①为预防和减轻呕吐,一般采取化疗前 10～30 分钟给予止吐药物,只选用 1 种最多不应超过 2 种,必要时可于化疗后 4～8 小时再重复 1 次。

②上述止吐药物对延迟性呕吐疗效不佳,如应用顺铂类化学药物时,可用于化疗药物后的 2～3 日继续给予上述止吐药。

③化疗前用止吐药最佳选择是地塞米松与上述任何一

种止吐药联合应用。

④患者因个体对化疗药物敏感者,也可配合镇静药物应用。

(8) 静脉补充液体

①患者出现脱水及电解质紊乱者,应及时补充水分、电解质与纠正酸碱失衡。

②患者频繁呕吐不能进食时,应给胃肠道外营养。

③患者体质虚弱或失血者,可酌情输注新鲜全血或人血白蛋白。

16. 化学药物性心肌病及防治

很多化学药物都可能引起心脏的毒性反应,某些治疗肝脏恶性肿瘤的化学药物对心脏也有不同程度的毒性作用,因此,在化疗期间应积极防治。

(1) 可能引起心脏毒性的化学药物(表5)

表5 可能引起心脏毒性的化学药物

药物名称	心律失常	心包炎	心肌缺血	慢性心肌病
顺铂			+	+
放线菌素 D		+/-		
阿霉素	+	+	+	+
5-氟尿嘧啶			+/-	
喃氟啶			+/-	

八、肝脏恶性肿瘤治疗

续表

药物名称	心律失常	心包炎	心肌缺血	慢性心肌病
优福定			+	
氟尿嘧啶				
核苷			+	+
丝裂霉素C			+/-	
氨甲蝶呤	+/-			
长春新碱			+	
环磷酰胺		+		+
柔红霉素	+	+	+	
米托蒽醌		+/-		+
胺苯丫啶	+		+/-	+
长春花碱			+	
长春花碱酰胺			+	

符号说明：+有确实关系；+/-有少数病例报告。

(2)临床表现

①患者在化疗期间,心脏轻度毒性反应者,多无自觉症状。

②在化疗期间心电图检查,可出现多种心电图异常表现。

③患者在化疗期间,出现头晕、乏力、心悸、胸闷、心动过速等。

④发生心包炎者,可出现呼吸困难、端坐呼吸、呼吸浅快、面色苍白或发绀等。

⑤发生心肌病者,可出现多种心律失常,室内传导阻滞,

ST-T改变和慢性心功能不全等。这种情况既可发生于化疗期间,也可发生于化疗结束后。故应引起高度重视。

⑥患者血清丙氨酸氨基转移酶增高等。

(3)防治

①医生应严格选择化学药物治疗肝脏恶性肿瘤患者,对老年人、原有心脏病、心功能不全或既往曾多次应用过对心脏有毒性的化学药物者,应特别慎重考虑。

②凡要应用化疗药物治疗患者,必须进行心电图检查,如发现异常,要暂缓化疗,并积极治疗。待心电图恢复正常后再给予化疗。

③医生有责任向患者说明化学药物对心脏毒性反应的临床表现及注意事项,有助于早期发现、早期治疗。

④在应用阿霉素治疗肝脏恶性肿瘤时,应严格掌握剂量,在阿霉素总剂量超过500毫克/平方米时更应慎重。

⑤凡对可能造成心脏损害的化疗患者,应做心电图监护,如发现异常应积极治疗。

⑥在给患者应用有较高心脏毒性的化学药物时,可服用辅助酶Q_{10}或大量维生素C,以保护心肌,可预防心脏损害。

⑦在化疗期间已经出现心脏毒性反应时,应立即停止化疗,并积极治疗。

⑧在化疗期间,患者应注意休息,不可过劳和从事体力活动。

⑨增加营养,补充高蛋白、高能量、高维生素饮食,如肉类、奶类、蛋类、鱼虾等。

⑩给予维生素 C 注射液,3～5 克＋5%～10%葡萄糖注射液 200 毫升,静脉注射,每日 1～2 次。

⑪三磷腺苷(ATP),每次 20 毫克,每日 1～3 次,稀释后缓慢静注。

⑫辅助酶 Q_{10},每次 10～15 毫克,每日 3 次,饭后口服。2～4 周为 1 个疗程。

⑬心律失常者,可根据不同类型给予抗心律失常药物治疗。

⑭积极控制心力衰竭,可选用洋地黄制剂。

⑮心肌缺血,可长期小剂量口服阿司匹林,可预防心肌梗死。

17. 化学药物性脱发及防治

应用化学药物的患者,几乎全部出现不同程度的脱发现象。而脱发程度又与药物剂量、用药途径、用药方法和联合用药种类有关。因此,合理选用化学药物,可预防和减轻脱发。

(1)引起脱发的化学药物

①胺苯丫啶

②博莱霉素

③环磷酰胺

④放线菌素 D

⑤5-氟尿嘧啶

⑥喃氟啶

⑦优福定

⑧氟尿嘧啶脱氧核苷

⑨羟基脲

⑩异环磷酰胺

⑪氨甲蝶呤

⑫阿霉素

⑬柔红霉素

⑭丝裂霉素C

⑮长春新碱

⑯长春碱

⑰鬼臼乙叉苷

⑱米尔法兰

⑲紫杉醇

⑳长春花碱酰胺

(2)临床表现

①凡选用上述化学药物者,均有脱发现象,且随用药剂量、用药数量的增多而加重。

②联合用药越多,出现脱发越早。

③静脉用药比口服用药脱发早而重。

④连续化疗时,间歇期越短,脱发越重,且长出新发亦慢。

⑤应用上述化学药物后,多在用药第一个周期后开始脱发,随着疗程的增多,脱发则加重,但多无自觉不适。

⑥停止化疗后,多在3～4个月开始长出又黑又粗的新发。

⑦长出新发的早晚与快慢,与应用化学药物的剂量、数量、用药途径及疗程有关。

八、肝脏恶性肿瘤治疗

（3）防治

①医生应根据患者性别、年龄的不同，选择化学药物治疗。对女性和中年患者，应尽量选用对头发毒性低的化学药物，可减少脱发。

②对于女性患者，尽可能选用口服用药、有效的最低剂量或不影响疗效的间歇用药，以及减少联合用药数量等，也有助于减轻脱发。

③女性患者在应用上述化学药物前，最好剪短发，每次用药后即用温水洗头发、以使头皮大量出汗，以使头皮中的药物尽快随汗排出，可以降低药物对毛囊细胞的损害，可预防脱发。

④头戴冰帽，在化疗期间患者可头戴冰帽，以使头皮血管收缩、减少毛囊干细胞的血液灌注，从而使毛囊干细胞增殖、分裂减慢，以降低对化学药物的敏感性，增强其耐受性。

⑤应用阻止毛发生长的凝胶，国外已研制出一种可以暂时停止毛发生长的凝胶，涂在头发上再进行化疗，可以避免脱发。

⑥加强营养，在化疗期间应进食高蛋白、高能量、高维生素饮食，如肉类、蛋类、奶类、鱼虾类、豆制品及新鲜蔬菜和水果等，均有助于预防和减少脱发。

⑦补充维生素 A，维生素 A 最好的来源是：动物性食物，如动物肝脏、鱼肝油、鱼卵、全奶、奶油、禽蛋等。植物性食物，如胡萝卜、菠菜、豌豆苗、红心甜薯、冬苋菜、杏子、柿子等。补充充足的维生素 A，不仅可以预防脱发，还具有促进

生长的作用。

18. 化学药物性肾病及防治

化学药物中有不少治疗肝脏恶性肿瘤的药物可造成不同程度的肾功能损害,严重者可导致肾衰竭。因此,在化疗期间应积极防治肾脏毒性损害。

(1)可引起肾毒性的化学药物

①氮杂胞苷

②顺铂

③Diaziquone(大剂量时)

④硝酸镓

⑤异环磷酰胺

⑥白介素-2

⑦氨甲蝶呤(大剂量时)

⑧丝裂霉素 C

⑨Pentostatin

⑩光辉霉素

⑪链脲霉素

(2)引起氮质血症的化学药物

①氮烯咪胺

②左旋门冬酰胺酶

(3)引起不可逆性肾病变的化学药物

①顺铂

②硝酸镓(大剂量时)

八、肝脏恶性肿瘤治疗

③环已亚硝脲

④丝裂霉素 C

⑤链脲霉素(大剂量时)

(4)引起肾病变可能性低的化学药物

①硫唑嘌呤

②卡铂

③干扰素

④环已亚硝脲(小剂量时)

⑤6-疏基嘌呤

⑥氨甲蝶呤(小剂量时)

(5)临床表现

①肾脏轻度损害者,患者多无明显的自觉症状。

②肾脏损害较重者,在化疗期间可出现肉眼血尿,并伴有腰痛、腹痛、尿痛、尿急、尿频等尿路刺激症状。

③病情严重者,在化疗期间可出现急性肾衰竭表现,如出现少尿、无尿或明显水肿、高血压、头痛、耳鸣、耳聋等。

④多数患者在化疗期间,出现轻至中度蛋白尿、管型尿或红、白细胞尿。

⑤患者血清肌酐、尿素氮增高。

⑥少数患者在化疗期间可出现肾乳头坏死,而出现寒战、高热,预后多不良。

(6)防治

①医生应熟悉和掌握化学药物的作用机制、毒性反应、适应证及注意事项。

②医生应严格掌握化学药物的剂量,不可盲目加大剂量。

③医生在化疗前,应全面了解患者的肾功能,并避免同时应用几种对肾脏损害较大的药物。

④在化疗期间,应鼓励患者多饮水,保持足够的尿量,以减轻药物对肾脏的毒性作用。

⑤医生应密切观察患者的病情变化,至少每周检查尿常规1～2次,每个疗程检查血清尿素氮、血清肌酐1～2次,如发现异常应及时停药。

⑥每位患者都要了解自己所用化学药物的名称、剂量、给药途径,毒不良反应的表现及防治方法,并应密切配合医生治疗。出现不良反应时应及时报告给医生,以便正确处理。

⑦在化疗期间,患者应注意休息,避免过劳和剧烈的体力活动,以免增加肾脏负担。

⑧积极预防感染,在化疗期间不去公共场所和人多的地方。

⑨在化疗期间,应禁止应用对肾脏有毒性的其他药物,如止痛药物。

⑩在化疗期间,应提倡多饮茶,不仅有利尿作用,还具有防止癌症复发的作用。

⑪已出现肾损害较重者,可给予泼尼松治疗,每日30～40毫克,病情好转后逐渐减量。

⑫在化疗期间,应给予静脉补充液体,每日2 000～3 000毫升。并给予利尿药,但肾功能不全者应限制液体量。

⑬应补充多种维生素,如B族维生素、维生素C、维生素E等,有防治肾功能损害的作用。

八、肝脏恶性肿瘤治疗

19. 化学药物性间质性肺炎及预防

很多化学药物在治疗肝脏恶性肿瘤时,可引起肺间质出现炎症反应,如合并继发感染,可加重病情,严重者可致肺纤维化,治愈困难。因此,在化学药物治疗期间,应积极防治。

(1) 引起间质性肺炎的化学药物

① 烷化剂
- 白消胺
- 环磷酰胺
- 瘤可宁
- 马法兰

② 抗生素类
- 丝裂霉素
- 博莱霉素
- 新制癌菌素

③ 抗代谢类
- 氨甲蝶呤
- 硫唑嘌呤
- 阿糖胞苷

④ 亚硝脲类
- 氯乙亚硝脲
- 环已亚硝胺
- 甲环亚硝胺
- 吡普亚硝胺

⑤其他类
- 长春新碱
- 长春碱
- 长春花碱酰胺
- 鬼臼噻吩苷

(2)临床表现

①化学药物性间质性肺炎的高危人群：年龄大于60岁的中老年人、曾接受过肺部放射治疗者、曾患有慢性肺部疾病者或曾接受肺部化学药物治疗者，均易患化学药物性间质性肺炎。

②间质性肺炎的发生与化学药物剂量积累有关，用药剂量越大则越易发生。

③主要临床表现为干咳、发热、呼吸急促，呼吸困难、多汗、乏力等。

④当有继发性感染时，患者痰量增多，并变黄色脓痰，或痰中带有血丝或血痰。

⑤并出现胸痛、盗汗、食欲下降、体重减轻、消瘦、体质虚弱等。

⑥进入肺纤维化者，可出现严重的呼吸困难，不能平卧，或端坐呼吸，并影响心功能不全。

⑦体检时，两肺均可闻及吸气时似尼龙带拉开音(Velcro音)。

⑧病程长者可出现杵状指。

⑨本病早期诊断困难，因为即使患者出现明显的呼吸困

难,但 X 线胸片上可能基本正常,或呈磨砂玻璃样改变。

⑩病情发展为中晚期者,X 线胸片可出现肺间质病变及肺底部有片状浸润性阴影。

(3)防治

①医生应全面了解患者病史,凡属间质性肺炎高危人群者,应慎重考虑应用化学药物。

②医生应严格掌握化学药物治疗的适应证、药物剂量和累积量,可避免本病的发生。

③医生要密切观察患者病情变化,在化疗期间每日均应进行体检,可早期发现、早期治疗,以防发病至肺部纤维化。

④患者化疗结束后,也应高度重视,一旦出现干咳、发热、呼吸急促时,应及时去医院体检及治疗,以免漏诊间质性肺炎和肺纤维化。

⑤凡已确诊为间质性肺炎者,应立即停药,并积极治疗。

⑥可给予大剂量泼尼松治疗,每日 40～60 毫克,分 4 次口服,待病情稳定后即应减量治疗。

⑦并给予足量强效抗生素治疗,如先锋霉素 V,每日 4 克,分 2 次,静脉滴注。

⑧积极吸氧治疗,多用间断吸氧。

⑨支持治疗,如卧床休息,补充高蛋白、高能量、高维生素饮食,如肉类、鱼虾类、奶类、蛋类、豆制品及新鲜蔬菜和水果等,以增强抗病能力。

⑩防治休克,应及时纠正脱水、电解质紊乱及酸碱失衡,保证有足够的尿量,以利药物的排出。但输液不可过多,输

液速度不可过快,以防发生心力衰竭及肺水肿。

20. 化学药物性神经损害及防治

化学药物性神经系统损害较常见,中枢神经和周围神经均可受累,甚至肝脏恶性肿瘤患者在化疗期间导致不可逆的神经系统病变,即使停药也很难恢复正常。因此,重在预防。

(1)引起神经系统损害的化学药物

①神经毒性高的化学药物

- 顺铂
- 5-氟尿嘧啶
- 优福定
- 氟尿嘧啶脱氧核苷
- 卡铂
- 阿糖胞苷
- Fludarabine
- 干扰素(大剂量)
- 甲基苄肼
- Suramin
- 紫杉醇
- 异环磷酰胺
- 长春新碱
- 长春碱

②偶然引起不可逆神经损害的化学药物

- 顺铂

八、肝脏恶性肿瘤治疗

- 阿糖胞苷
- 异环磷酰胺
- Suramin
- 紫杉醇

③神经损害较强的化学药物

- 胺苯丫啶
- 氮烯咪胺
- 鬼臼乙叉苷
- 干扰素(低剂量)
- 亚硝脲类药物
- 噻替派

(2)临床表现

①多发性神经炎。在化疗期间,患者突然出现手指或足趾疼痛或肢体出现蚁走感或刺痛感。四肢远端出现感觉障碍,呈对称性手套型及短袜型感觉。严重者由远端向近端进展,并有肌肉压痛。运动障碍,可出现肌力减退,多见于手指、手及足部,严重者腕、肘、踝、膝关节肌力也减退。腱反射减弱或消失。

长春新碱引起神经系统损害者,可出现不对称性损害,且以近端损害为主。

②亚急性合并变性。全身疲乏无力,对称性肢体远端麻木、刺痛、发冷等感觉异常。胸腹部出现束带样感觉。肌能力增高、腱反射亢进或深感觉减退。下肢共济失调,肢体动作笨拙,行走不稳定,容易跌倒。严重者可出现大小便失禁、

肠麻痹、便秘等。

（3）防治

①医生应严格掌握化学药物治疗的适应证,合理应用化学药物,不可盲目加大化学药物剂量。

②化学药物治疗前,除医生应熟悉化学药物的作用机制、毒性反应及防治方法外,还应向患者介绍用药注意事项。

③医生应认真选择低毒、有效的化学药物,可避免不良反应发生。

④在化疗期间,医生还应当密切观察患者的病情变化,一旦出现上述表现之一者,即应停止化疗,并积极治疗。

⑤患者应卧床休息,防止过劳和剧烈运动。

⑥加强营养。应给予高蛋白、高能量、高维生素饮食,如肉类、奶类、蛋类、鱼虾类、豆制品及新鲜蔬菜等。

⑦药物治疗

● 维生素 B_1 每次 10～30 毫克,每日 3 次,口服,或 50～100 毫克,肌内注射或皮下注射,每日 1 次。

● 维生素 B_6 每次 10～20 毫克,每日 3 次,口服;或 50～100 毫克,皮下或肌内注射或静注(或加入 5% 葡萄糖注射液 20 毫升中,静脉推注),每日 1 次。

● 维生素 B_{12} 每日 100 微克,肌内注射;或 500 微克,每周 1～2 次,肌内注射。

● 辅酶 A 每次 50～100 单位＋5% 葡萄糖注射液 500 毫升,溶解稀释后静脉滴注,每日 1 次。

● 三磷腺苷(ATP)每次 20 毫克,每日 1～2 次,肌内注射;或加入5%～10%葡糖糖注射液10～20毫升稀释后缓慢静脉注射。

● 病情进展迅速者,可给予肾上腺皮质激素治疗,如地塞米松,每日15～20毫克,静脉推注。

● 复方丹参片每次3～5片,每日3次,口服。

⑧对症治疗,加强肢体被动运动,如推拿、按摩、针灸、针刺、蜡疗、体疗等。

21. 化学药物性肝病及防治

肝脏恶性肿瘤患者常伴有肝功能损害,而化学药物中很多药物会加重肝脏损害,严重者可导致肝细胞坏死而死于肝昏迷。因此,在化疗期间应积极防治肝损害。

(1)引起肝损害的化学药物

①5-氟尿嘧啶

②喃氟啶

③优福定

④氟尿嘧啶脱氧核苷

⑤丝裂霉素C

⑥阿霉素

⑦顺铂

⑧环磷酰胺

⑨卡氮芥

⑩甲环亚硝脲

⑪氨甲蝶呤

⑫6-疏基嘌呤

⑬阿糖胞苷

⑭更生霉素

⑮左旋门冬酰胺酶

⑯博莱霉素

⑰光辉霉素

⑱米尔法兰

⑲氯乙亚硝脲

⑳马利兰

㉑硫唑嘌呤

㉒米托蒽醌

㉓苯丁酸氮芥

(2)临床表现:在化疗期间,突然出现全身乏力、食欲下降、恶心、呕吐,易误诊肝脏恶性肿瘤恶化。少数患者在化疗期间,出现进行性黄疸和肝脏肿大,肝区不适或腹痛。严重者可出现类似急性或亚急性重型肝炎症状,如有出血倾向,腹水形成,肝性脑病以致死于肝性脑病。患者血清转氨酶、碱性磷酸酶升高。部分患者出现发热、皮疹、溶血性贫血等过敏现象。化学药物性肝病者,常伴有骨髓造血功能受到抑制而同时出现白细胞减少或粒细胞缺乏、血小板减少等,严重者可出现三系血细胞均减少。部分患者又伴有肾脏损害,而出现蛋白尿、血尿(或镜下血尿)、管型尿、水肿等。很多化学药物可引起肝、肾、造血系统及胃肠道毒性反应,如(恶心、呕吐加重,腹痛腹胀、腹泻等),预后多不良。粪便色变浅,尿

八、肝脏恶性肿瘤治疗

色变深等。多脏器受累者,血清尿素氮、肌酐增高,血清胆固醇、胆红素也增高。心电图检查异常:主要表现心律失常、心肌缺血及传导阻滞等。

(3)防治

①医生在给肝脏恶性肿瘤患者采用化学药物治疗时,应十分慎重。因为患者已有不同程度的肝损害。

②肝脏恶性肿瘤患者化疗时,应选择对肝脏毒性低的化学药物。并同时给予保肝药、以利药物尽快代谢。

③化疗前必须进行肝功能检查和全面的身体检查,评估能否耐受化疗药物的毒性反应。

④化疗前,医生应向患者介绍化学药物的毒性反应和可能出现的临床表现,以取得患者的积极配合,并征得患者或家属的同意。

⑤在化疗期间,医生应密切观察患者的病情变化,定期监测肝功能变化,以便早期发现,早期治疗。并鼓励多饮水,以利于药物尽快排泄。

⑥凡出现肝功能明显改变者,应立即停药,并积极治疗。

⑦患者应卧床休息,避免过劳和体育锻炼,有助于早日恢复。

⑧增强营养。给予高蛋白、高能量、高维生素类饮食,如瘦肉、牛肉、豆制品、鱼虾、蛋类及新鲜蔬菜和水果。

⑨饮食较差或呕吐者,应给予静脉补液和给予胃肠道外营养,给予大量葡萄糖、维生素C、纠正电解质紊乱及酸碱失衡。

⑩有出血倾向者,应给予维生素K制剂。

⑪肝损害较重者,可给予维生素B_6 100~200毫克加5%葡萄糖注射液500毫升,静脉滴注,每日1次。

⑫黄疸较深、病情较重者,可应用糖皮质激素,如地塞米松,每次2毫克,每日3次,口服,待病情好转时应逐渐减量,可连续应用2~3周。

⑬有胆汁淤滞者,应给予苯巴比妥治疗,每次30~60毫克,每日4次,口服。

⑭中药治疗,茵栀黄注射液,每次1~2支,每日1次,肌内注射。

22. 化学药物引起组织损伤及防治

组织损伤是指化学药物对局部的刺激作用,如果化学药物外渗或注入血管外可致局部组织破溃、坏死。

(1)外渗后引起组织坏死的化学药物

①阿霉素

②柔红霉素

③米托蒽醌

④光辉霉素

⑤放线菌素D

⑥博莱霉素

⑦丝裂霉菌

⑧氮芥

⑨氯乙亚硝脲

八、肝脏恶性肿瘤治疗

⑩长春新碱

⑪长春花碱

⑫长春花碱酰胺

⑬鬼臼乙叉苷

⑭顺铂

⑮胺苯丫啶

⑯Bisantrene

⑰丙脒腙

⑱阿霉素

⑲表阿霉素

⑳阿克拉霉素

(2)临床表现:注射处剧痛,药效外渗局部剧痛。外渗局部血管痉挛,血流缓慢,患肢侧变冷、麻木。外渗处红肿、发热,剧痛难忍。数日后局部组织坏死、变黑,周围色素沉着。如合并细菌感染,可形成化脓、红肿加重,持续疼痛。导致败血症或脓毒血症时,预后多不良。附近淋巴管炎,淋巴结肿大、压痛或化脓。

(3)防治

①加强护士责任心和同情心,提高护理技术和水平,是防止药物外渗的关键。

②护士应熟悉化学药物的性质及毒性反应与防治措施。

③在应用化学药物时,护士应密切观察输液和静注反应,可及早发现外渗,及时治疗。

④患者进行化疗时,应由临床经验丰富和注射技术高超

的护士操作,可避免药物外渗。

⑤静脉应用化学药物时,应选择大血管,如锁骨下静脉注射,以免刺破小血管而致药液外漏。

⑥一旦发现化学药物漏到血管外时,应立即用针头尽量多地抽回漏出的液体,可减轻局部反应程度。

⑦局部有药液漏出时,应立即给予局部冰袋冷敷,以减少药液吸收。

⑧外漏局部可用0.25%～0.5%普鲁卡因溶液封闭治疗,以减少药物吸收和止痛。

⑨如有特效解毒药,应尽快选用。

⑩后期合并感染者,可给予抗菌药物治疗。应根据药物敏感试验,选用强效抗生素,静脉滴注。

⑪局部皮肤、肌肉坏死者,可给予活血化瘀的中药,如复方丹参片,生肌散等。

⑫如局部坏死组织较多,较深者,应请外科手术切除。

⑬局部皮肤坏死面积较小者,可应用皮肤生长因子,以促进皮肤再生,如面积较大者考虑植皮。

23. 化疗期间的药茶治疗

《本草拾遗》中称:"茶为万病之药。"茶中含有很多对人体有益的成分,如茶多酚、茶色素、咖啡因、维生素和微量元素等。

茶可以使人精神振奋,消除疲劳,改善血液循环,抑制肾小管的再吸收,有强心、利尿作用。茶还具有预防动脉硬化,

八、肝脏恶性肿瘤治疗

抗凝、溶栓的功能。

茶中的鞣酸具有帮助消化、解腻、结合和延迟毒物吸收、解毒、排毒、醒酒的作用。

1989年9月,在汉城(首尔)举办的第一届国际绿茶研讨会上,各国科学家一致认为,茶叶有抑制癌症的发生,尤其可以抑制皮肤癌、肝脏恶性肿瘤、胃癌、食管癌、肺癌的发生,其中以绿茶为最佳。

肝脏恶性肿瘤患者在应用化学药物治疗同时,身体许多脏器、组织都受到不同程度的损害,甚至发生难以治愈的药物性并发症或发生新的癌症。

因此,在化疗期间饮茶不仅可预防癌症复发,还具有防治化学药物毒不良反应的功效。

当然,应当注意科学饮茶:宜饮淡茶,餐后饮茶,不饮浓茶,不饮劣质茶。

现提供几种化疗期间的药茶处方。

(1)芦笋绿茶

【组　成】　鲜芦笋100克,绿茶3克。

【做　法】　先将鲜芦笋用水洗净,切成1厘米的小段。砂锅内加水后,用中火煮沸,放入芦笋小段。用纱布袋将绿茶装入后扎紧。将绿茶袋放入砂锅内。再煎煮20分钟。取出绿茶袋即成。

【饮　法】　代茶饮,频频饮服,芦笋段可嚼食,早餐前及晚餐后禁饮。

【功　效】　润肺祛痰,解毒抗癌。

【应　用】　适用于肝脏恶性肿瘤患者化疗期间,可预防药物肝炎、药物性肾炎。

(2)青果乌龙茶

【组　成】　青果(即橄榄)10克,乌龙茶5克。

【做　法】　先将青果用水洗净,拍碎。再装入纱布袋中扎紧。乌龙茶装入纱布袋中扎紧。一同放入砂锅内加水。共煮沸20分钟即成。

【饮　法】　代茶饮,当日饮完,每日数次。

【功　效】　生津利咽,解毒抗癌。

【应　用】　使用于肝脏恶性肿瘤患者化疗期间白细胞减少者或患有咽炎者。

(3)生姜红茶

【组　成】　鲜生姜500克,红茶5克。

【做　法】　先将鲜生姜用手洗净,在冷水中浸泡30分钟,取出后切片或切碎。再用水果绞汁机压榨取汁,用纱布过滤,装瓶贮存于冰箱中备用。将红茶放入饮水杯中。再用沸水冲泡,加盖,闷15分钟后即可饮用。

【饮　法】　代茶饮,频频饮用,每杯冲泡3~5次,每次加生姜汁3~5滴,滴后搅匀即可。

【功　效】　解毒抗癌,散寒止呕。

【应　用】　适用于肝脏恶性肿瘤患者在化疗期间出现恶心、呕吐、食欲缺乏者,或出现腹痛、腹泻等胃肠道反应者。

(4)乌梅山楂茶

【组　成】　乌梅10枚,生山楂15克,绿茶10克。

八、肝脏恶性肿瘤治疗

【做　法】　将乌梅洗净,敲碎。再将生山楂洗净,敲碎。将乌梅、生山楂及绿茶同入砂锅。加水煎煮20分钟。过滤出渣取汁即成。

【饮　法】　代茶饮,每日数次,当日饮完。

【功　效】　生津开胃,提神醒脑,防癌抗癌。

【应　用】　适用于肝脏恶性肿瘤患者在化疗期间出现食欲缺乏、消化不良、精神萎靡者。

(5)草莓蜜花茶

【组　成】　新鲜草莓50克,蜂蜜30克,花茶5克。

【做　法】　先将新鲜草莓择洗干净,除去柄托,放入冷开水浸泡10分钟,洗净。再用果汁机搅成糊状,盛入碗中,调入蜂蜜,拌匀。再加冷水冲至500毫升,贮入冰箱中即成。

【饮　法】　代茶饮,频频饮用。每次饮用时,将草莓蜂蜜汁50毫升倒入花茶中搅匀,再饮。

【功　效】　补虚养血,润肺利肠,解毒抗癌。

【应　用】　适用于肝脏恶性肿瘤患者在化疗期间体质虚弱、便秘、咳嗽者,可缓解化疗反应,以利康复。

(6)西洋参红茶

【组　成】　西洋参3克,麦冬10克,石斛10克,红茶3克。

【做　法】　先将麦冬、石斛洗净,再放入砂锅内,加水煎煮2次,每次30分钟。合并2次煎液。去渣后再放回砂锅内,再煮至沸。放入西洋参片和红茶,加盖,停火闷20分钟即成。

【饮　法】　代茶饮,除早晚外,频频饮用,当日饮完。

【功　效】　养阴清热,补气生血,解毒抗癌。

【应　用】　适用于肝脏恶性肿瘤患者在化疗期间出现骨髓造血抑制、白细胞减少、粒细胞缺乏、口腔炎者。

(7)夏草天冬茶

【组　成】　夏枯草60克,天冬40克,绿茶3克。

【做　法】　先将夏枯草、天冬用水洗净,切碎。同置于砂锅内,加清水煎煮2次,每次40分钟。合并2次过滤的煎液。再用文火浓缩煎液至300毫升。将装有绿茶的纱布袋放入杯中。再倒入煮液,加盖,闷20分钟即成。

【饮　法】　代茶饮,每日数次。

【功　效】　清热解毒,滋阴抗癌。

【应　用】　适用于肝脏恶性肿瘤患者在化疗期间出现药物性肝病者,如转氨酶升高、黄疸、水肿者。

(8)金银花蒲公英绿茶

【组　成】　金银花30克,鲜蒲公英100克,绿茶15克。

【做　法】　将金银花择洗干净,浸泡于冷水中半小时,捞出切成碎末。鲜蒲公英带花蕾的全草洗净后,切成碎末。将金银花碎末及蒲公英碎末同入砂锅中。加清水适量,用文火煮沸。过滤去渣取汁液。将绿茶放入杯中,再加入热汁液,加盖闷20分钟即成。

【饮　法】　代茶饮,每日数次,当日饮完。

【功　效】　清热解毒,利湿抗癌防癌。

【应　用】　适用于肝脏恶性肿瘤患者在化疗期间出现肝损害、水肿、黄疸者。

八、肝脏恶性肿瘤治疗

(9)刺五加人参茶

【组　成】　刺五加50克,生晒参3克,红茶3克。

【做　法】　将采挖的刺五加根茎用水洗净,用刀切成片,晒干或烘干。将人参洗净,晒干或烘干,切成薄片。将刺五加片放入砂锅中,加水适量,煎煮2次,每次30分钟。合并2次煎液。取人参饮片1.5克和红茶3克。放入保温杯中,再用煎液冲泡,加盖。闷20分钟即可饮用。

【饮　法】　代茶饮,一般可冲泡3~5次,当日饮完。

【功　效】　大补元气,强身抗癌,益气健脾,祛湿防癌复发。

【应　用】　适用于肝脏恶性肿瘤患者化疗期间出现骨髓抑制、白细胞、血小板减少者。

(10)杏仁蜜奶茶

【组　成】　杏仁30克,蜂蜜30克,牛奶250毫升,绿茶3克。

【做　法】　将杏仁用温水浸泡,晒干或烘干,炒黄,研成细末。砂锅加水适量,煮沸时调入杏仁粉末。小火煨煮30分钟,加入牛奶,拌和均匀,继续煮至沸腾即离火。趁热调入蜂蜜和茶水中即成。

【饮　法】　早晚各1次。

【功　效】　补虚润肺,解毒抗癌。

【应　用】　适用于肝脏恶性肿瘤患者化疗期间体质虚弱合并呼吸道感染者。

24. 无水酒精注射治疗

无水酒精注入肝脏恶性肿瘤肿块内，可以使癌肿组织细胞蛋白质凝固、变性、坏死，而导致肝脏恶性肿瘤组织细胞的死亡，最终达到肝脏恶性肿瘤肿块纤维化。肝脏恶性肿瘤组织内注射无水酒精治疗，操作简单、安全、患者痛苦少，又可在门诊进行，其疗效尚佳，几乎达到或接近手术切除的效果。因此，是目前治疗肝脏恶性肿瘤的一种常用方法。

(1) 无水酒精注射法的适应证

①肝脏恶性肿瘤数目少于3个，肝脏恶性肿瘤肿块直径小于5厘米，以小于3厘米的肝脏恶性肿瘤疗效最佳。

②肝脏恶性肿瘤合并肝硬化而不能施行手术切除者。

③肝脏恶性肿瘤患者伴有严重的肝、肾、肺功能不全，而不能用手术方法切除者。

④肝脏恶性肿瘤位于邻近大血管或位置欠佳，不宜手术切除者。

⑤肝脏恶性肿瘤患者存在其他原因，不能手术者。

(2) 无水酒精注射法的禁忌证

①对酒精过敏者。

②肝脏恶性肿瘤肿块巨大，已超过肝脏面积的60%以上。

③肝脏恶性肿瘤数目多于3个者。

④肝脏恶性肿瘤伴有严重的凝血功能障碍者，易发生内出血的危险。

⑤肝脏恶性肿瘤患者全身情况极差者。

八、肝脏恶性肿瘤治疗

25. 无水酒精注射疗法的准备和护理

无水酒精注射法治疗肝脏恶性肿瘤的方法是,首选用 B 型超声波确定肝脏恶性肿瘤的部位,然后在超声波的引导下,将穿刺针准确地穿刺到癌肿的部位,再注入一定量的酒精即可。

(1)术前准备

①患者术前要禁食 4~6 小时,以免术中呕吐。

②患者的穿刺部位应保持局部清洁。

③患者应了解术中出现的不适反应,如轻度疼痛,一过性发热感等。

④患者精神紧张者,可应用镇静药物。

(2)术后护理

①术后应卧床休息,观察 2 小时,禁食、禁水 4 小时,24 小时内禁止剧烈活动,以防止穿刺部位出血。

②穿刺局部用腹带加压包扎,防止移动、松动,加压包扎敷料,以免局部出血。

③术后患者体温多在 38℃左右,数日后可恢复正常体温,若出血高热应请医生给予降温处理。

④术后出现腹痛时,多为一过性,无须处理。

⑤术后若出现活动性大出血时,应请医生及时查出原因并进行处理。

⑥术后 1 日,可进行半流质饮食,再进行正常饮食。

⑦患者若出现酒精过敏,如全身发热,皮肤潮红伴瘙痒

等症状时,可按医嘱静脉输注10%葡萄糖注射液1 000~2 000毫升加入维生素C 1.0~2.0克,以加速酒精的代谢和排出。

(三)肝脏恶性肿瘤的放射治疗

肝脏恶性肿瘤对放射治疗不甚敏感,且在采用杀伤肝脏恶性肿瘤细胞的剂量照射肝脏组织时,正常的肝细胞也受到相当的杀伤。但由于定位方法的改进,技术上采用局部或半肝移动照射,疗效可显著提高。目前趋向于用放射治疗合并肝动脉栓塞化疗,再同时结合中药或其他治疗方法,治疗效果更好。

1. 放射治疗的适应证

患者身体情况较好,能耐受放射治疗反应,肝功能正常或接近正常(仅有轻度异常),无黄疸、腹水、脾大和严重肝硬化,肝脏恶性肿瘤肿块发展较慢,癌肿又局限,无远处转移者。当然,这类患者首选应考虑采用手术切除治疗。只有不适宜手术治疗者,才宜于进行放射治疗。

肝脏恶性肿瘤已有肝内播散,但仍局限于肝脏,肝脏仅中等度肿大,患者一般情况较好者,亦可试用全肝放疗。

肝脏恶性肿瘤位于第一肝门区,压迫肝门,已出现腹水、黄疸,可以采取放射治疗,以缓解门脉高压症状,可减轻腹水和黄疸。

肝硬化程度不严重,肝功能损害又较轻者,仍可进行放疗。

八、肝脏恶性肿瘤治疗

2. 放射治疗的禁忌证

凡出现黄疸、腹水、远处有转移癌灶者;炎症型肝脏恶性肿瘤病情发展迅速,病势凶险者;肝脏恶性肿瘤患者已出现恶病质、卧床不起者。

3. 放射治疗的疗效

肝脏恶性肿瘤的放射治疗疗效国内高于国外。

有资料表明,未经放疗的Ⅱ期肝脏恶性肿瘤患者中位生存期仅为90天,1年生存率仅为2%。而经放疗的Ⅱ期肝脏恶性肿瘤患者,2年生存率提高到34.3%～60%,5年生存率可近10%。

放疗后肝脏恶性肿瘤缩小率可达72%,肝区疼痛减轻或消失率达60%。

4. 放射治疗方法

肝脏恶性肿瘤的放射治疗,一般多采用体外照射,常用钴-60及直线加速器。

(1)照射野:照射野一般设前野或前后两野。照射野应包括全部癌灶在内,以免致免疫抑制而促发未被照射肝脏恶性肿瘤的进展或恶化,但要尽量避免过多照射正常的肝组织或过多降低机体的免疫功能,所以必须定位准确。也应避免右肾及脊髓接受大量照射。

(2)照射部位

①左叶肝脏恶性肿瘤的放疗,易引起严重的消化系统不良反应,常致放疗不能完成。

②右叶肝脏恶性肿瘤或肝门区癌肿,放疗时的不良反应较轻,多能完成放疗计划,疗效亦较好。

③较大肝脏恶性肿瘤或多发性肝脏恶性肿瘤,需要进行全肝放疗者,可采用移动条的方法,即将需要照射的区域分成 2 或 2.5 厘米宽的若干条,逐日向前推移,每天照射 4 次。每轮照射之间,可休息 7~10 天,一般需要照射 3~4 轮转。

(3)照射剂量:一般认为较为合适的剂量应在 40Gy 以上,在肝脏能耐受的情况下,放疗的疗效随剂量增加而提高。

①姑息放射剂量应为 20~30Gy。

②每日照射剂量为 1.0~1.25Gy。

③如有明显肝硬化者,每日照射剂量应降至 0.75~1.0Gy。

④当每日照射剂量超过 2.0Gy 时,常出现严重的放疗反应,如黄疸、肝功能损害,甚至加速死亡。

⑤肝动脉内注射 Y^{-90} 微球、^{131}I-碘化油或放射性同位素标记的单克隆抗体或其他导向物质作导向内放射治疗,可提高放疗的疗效。

5. 放射性皮炎及防治

肝脏恶性肿瘤患者进行放射性治疗时,在照射范围的皮肤可出现放射性皮炎,一般可分为以下三度。

一度:放射区皮肤为干性皮肤,照射区域内皮肤出现红

八、肝脏恶性肿瘤治疗

斑、发痒、脱毛,并出现局部皮肤色素沉着、毛囊扩张,类似痤疮样改变。

二度:放射区皮肤为湿性皮炎,照射部位出现显著的水肿性红斑,瘙痒灼痛非常明显,数日之后出现水疱,水疱破溃后出现糜烂,并向外渗液。

一般需1~3个月方能痊愈,愈后留下色素沉着或色素脱失斑,并有毛细血管扩张及皮肤萎缩等改变。

三度:放射区皮肤出现放射性溃疡,照射部位发生组织坏死,形成顽固性溃疡,深部可达皮下组织、肌肉直至骨组织,自觉剧痛难忍,并伴有剧痒。

溃疡愈合后可留下萎缩性瘢痕,溃疡瘢痕日后可有癌变倾向。

肝脏恶性肿瘤患者往往由于一次或多次接受大剂量放射线照射而引起,敏感者及时照射剂量不大也可以发生急性放射性皮炎。其潜伏期因放射线剂量、照射部位、射线质量、照射范围和个人的耐受性不同而在1~3周不等。

急性放射性皮炎常伴有全身症状者,如头痛、头昏、恶心、呕吐、精神不振及白细胞减少,严重者可因粒细胞缺乏而发生严重感染,或死于败血症。

(1)预防

①医生要严格掌握放射治疗的适应证,避免滥用,并严格掌握放射治疗的剂量。

②肝脏恶性肿瘤患者在接受放射治疗前,应主动向医生了解放射区皮肤反应特点,以早期发现,积极治疗。

③在放疗过程中,医生应认真仔细观察局部皮肤改变,如发生皮炎,原则上应停止放射治疗,并定期随访及对症治疗。

(2)治疗

①一般治疗

- 局部皮肤要充分暴露,严禁外界任何刺激和按摩。
- 内衣和衣领要柔和、干净,不穿化纤内衣。
- 发生皮炎的部位禁止日光暴晒和风吹。
- 局部禁止用过热的水洗浴。
- 局部不用刺激性较强的洗涤用品。
- 局部瘙痒时,严禁用手搔抓,以免破溃不易愈合。

②局部治疗

- 局部红肿者,可用收敛止痒药物,如薄荷淀粉、炉甘石洗剂外擦,或3%硼酸溶液湿敷。
- 无水肿、渗出者,可选用温和无刺激性霜剂、软膏,如维生素E霜、10%鱼肝油软膏、氢化可的松软膏或选用皮炎、激素类霜剂或软膏。
- 合并细菌感染者可外用抗炎药物,如红霉素软膏、新霉素软膏。
- 如合并霉菌感染者,可外用抗霉菌药物,如达克宁软膏、克霉唑软膏等。
- 局部溃疡性损害者,应及早应用抗生素软膏,如莫匹罗星软膏,亦可应用10%鱼肝油软膏,或行氦氖激光照射。
- 局部出现顽固性溃疡者,可考虑手术切除并行植皮术。
- 对癌前期或癌变早期者,可用5%氟尿嘧啶软膏或行

八、肝脏恶性肿瘤治疗

外科切除。

③全身治疗

● 加强营养,给予高蛋白、高维生素、高能量饮食,如奶制品、豆制品、瘦肉、新鲜蔬菜等。

● 给予输液、输入新鲜全血或人血白蛋白等。

● 给予多种维生素制剂,如维生素 A、B 族维生素、维生素 C、维生素 D、维生素 E 等。

● 改善局部或全身微循环药物,如丹参片,每日 3 次,每次 5 片,口服。

6. 放射性胃肠炎及防治

在 4～5 周内胃部受到 45Gy 照射者,可发生放射性胃炎、胃溃疡或胃穿孔。十二指肠或其他部位的小肠也会发生放射性肠炎、溃疡或肠穿孔,或因纤维化瘢痕收缩而发生肠梗阻;横结肠在照射 50Gy 以上者,约有 18% 的患者出现结肠损害,在照射 60Gy 以上者,结肠损害发生率可达 37%。

(1)临床表现

①消化不良表现。上腹部疼痛、胀满不适。食欲减退等消化不良的表现,且随着放射治疗积累到一定的剂量后,上述症状逐渐加重。

②胃溃疡表现。可出现恶心、呕吐、嗳气、反酸,上腹灼痛、钝痛、胀痛或剧痛等,多无明显规律。

③出血表现。胃出血,一般为少量,间歇性,多能自行停止,严重者可出现呕血和(或)黑粪。

④胃穿孔表现。可在放射治疗期间或已出现上述表现时而突然发生,自觉上腹部疼痛加重,非常强烈,呈刀割样,从上腹部开始,很快扩散到全腹。患者出现面色苍白、出冷汗、肢体发凉、脉搏细速等休克症状。

⑤肠炎表现。随着放射治疗剂量的积累,患者出现腹痛,多位于上腹部或脐间,间歇性发作,并相继出现腹泻,多为水样便或糊状便,肠黏膜发生溃疡者,可出现血便或黏膜便。

⑥肠梗阻表现。多发生于放射治疗结束后,患者可出现腹痛、呕吐、腹胀,甚至肛门停止排气排便,严重者可出现脱水症状等。

(2)预防

①在放射治疗前,医生应严格确定放射照射的剂量和部位,尽量避免照射胃肠及其他正常组织。

②医生在每一次照射治疗时,要做到对治疗的每一点剂量都准确无误,使治疗剂量分布得均匀合理化。

③要保持在允许耐受量以下,条件允许时,这种剂量越低越好,肝脏恶性肿瘤外的照射体积越小越好。

④在放射治疗过程中,医生要定期检查患者的放射治疗反应和耐受性,以便及时发现,对症治疗或调整治疗计划。

⑤医生应于放射治疗前,向患者介绍放射性胃肠炎的反应及注意事项,以便主动配合医生进行防治。

(3)治疗

①一般治疗

● 患者应以平静的心态,接受放射治疗,消除紧张、忧

八、肝脏恶性肿瘤治疗

愁、恐惧心理。

● 患者应树立战胜疾病的信心和勇气,将吃好饭当做第一治疗,只有身体、体质、精力充沛才能发挥治疗作用,减少或预防不良反应。

● 患者在放射治疗期间,保持乐观的情绪有助于较好地配合放疗,而悲观、绝望的恶劣心情,不仅不能很好接受放疗,反而会引发机体功能紊乱而使病情加重。对肝脏恶性肿瘤患者而言,保持乐观情绪就能收到意想不到的治疗效果。

②饮食治疗

● 饮食,要做到色、香、味、形俱佳,且种类多样,清淡可口,易引起食欲,易消化吸收。

● 可采用少量多餐制。饭后适当运动,有利于胃肠蠕动,以防恶心、呕吐。

● 加强营养,增强抵抗力,放疗期间不但不忌口,还应给予高蛋白、高维生素、高能量饮食,如鱼、虾、蛋类、瘦肉、奶制品、豆制品以及新鲜蔬菜和水果,以弥补放射治疗对机体的过分消耗和意外损伤,提高机体的免疫功能和抗癌能力。

● 戒烟、戒酒,少食或禁止进食冷凉、油腻及辛辣等刺激性食物。禁食含有致癌作用的食物,如有污染农药的食品。

● 避免过咸食物及浓茶、咖啡等饮料。

● 如有反酸的患者,不宜多饮牛奶和豆浆,因其所含钙和蛋白质能刺激胃酸分泌,加重恶心、呕吐症状。

③药物治疗

● 应保持心情舒畅,如有焦虑不安者,必要时服镇静药,如安定。

● 如出现食管反流者,可用铝碳酸镁或氢氧化铝凝胶来吸附,或口服硫糖铝,均有一定作用。

● 促进胃蠕动物药有,多潘立酮或西沙必利或瑞其(即枸橼酸莫沙必利)等。

● 抗感染治疗,可服阿莫西林、奥克(奥美拉唑肠溶胶囊)。

● 恶心、呕吐者,可口服维生素 B_6、枢复宁、康泉、欧必亭、甲氧氯普胺、氟哌啶醇、普鲁氯哌嗪等。

● 胃溃疡的治疗,除上述用药外,应用两种抗菌药物,如克拉霉素或甲硝唑(或替硝唑)。

● 反应严重者,尤其不能进食的患者,应给予静脉补充液体和营养,如水、电解质、糖、氨基酸及多种维生素等。

● 凡经对症治疗及药物治疗无效者,应立即中止放射治疗。

7. 放射治疗对造血系统影响的因素

放射治疗对骨髓造血功能的影响,取决于照射剂量与生物效应或血液系统的反应,一般是平行的。其影响因素有:

(1)照射的条件

①在同一剂量下,r线对骨髓损伤较重。

②照射的剂量,即照射剂量越大,骨髓造血功能的抑制越严重。

③同一放射剂量的照射,如分次照射,则骨髓造血功能损伤减轻。

八、肝脏恶性肿瘤治疗

④当照射剂量与条件相同时,局部照射所引起的骨髓造血功能抑制或损伤较全身照射轻微。

(2)个体敏感性的差异

①年龄。幼年及老年人骨髓造血功能一般较青、中年人敏感。

②健康情况。健康情况较好或增加营养,如补充蛋白质和维生素能增强机体对射线的耐受性。反之,健康情况欠佳或营养缺乏者,其骨髓造血功能对射线较为敏感,抑制或损伤较重。

③同样的照射剂量,由于个体敏感性不同,可引起骨髓造血功能不同程度的损伤,所出现的白细胞总数和血小板总数下降值也有很大差异。

(3)组织的敏感性

①骨髓组织中的幼稚细胞较外周血的血细胞对射线敏感性高。

②在造血器官内红系统和淋巴细胞的幼稚细胞对射线较为敏感,其次是粒系统的幼稚细胞。

③骨髓中的巨核细胞则对射线有较大的抗性。

④组织对射线的敏感度与该组织的细胞繁殖力成正比,而与其分化程度成反比。

8. 放射治疗引起骨髓抑制的临床表现

放射照射剂量与临床效应,即血液系统的变化、发热、出血等症状的出现有一定的依存关系。

(1)照射剂量在 2Gy 以下者,只出现轻微的血液系统变化,即白细胞通常在 2.0×10^9/升以上,血小板在 50×10^9/升以上,且易恢复,一般无发热或出血等症状。

(2)照射剂量越大,白细胞和血小板减少越低,而降低时间越短,发热与出血症状出现越早、越频。

(3)当照射剂量达到 2~4Gy 时,白细胞降至最低值的时间为 28~45 天,白细胞可降至 1.0×10^9/升以下,血小板可降至 10×10^9/升以下,并有出血症状和感染症状。

(4)放射治疗后远期效应,少数患者于照射后可发生再生障碍性贫血,出现红细胞、白细胞及血小板均减少。患者出现贫血、出血及感染症状,发生再生障碍性贫血者,预后多不良。

(5)白血病。接受放射治疗后的极少数患者,若干年后可发生白血病,白血病的类型与照射剂量有关,预后不良。

9. 放射治疗引起骨髓抑制的防治

(1)预防

①患者应了解放射治疗的不良反应,加强保护意识,主动配合医生密切观察病情变化,有利于早期发现,早期采取治疗措施。

②在放射治疗前,医生应准备定位照射肝脏恶性肿瘤病灶区域,避免照射造血器官和扁骨部位。

③严格掌握放射剂量,避免大剂量一次照射,在不影响治疗效果的前提下,可考虑分次照射,可预防或减轻骨髓损伤。

八、肝脏恶性肿瘤治疗

④在放射治疗期间,每周至少检查一次血常规、血小板计数、以监测外周血细胞变化,以保证治疗的顺利进行。

⑤患者在放射治疗期间,如出现发热、全身乏力,皮肤及黏膜出现出血点时,应及时检查血象,必要时也应检查骨髓象,可早期发现骨髓造血功能受抑制情况及程度,以便及时调整治疗方案。

⑥患者在放射治疗期间,应避免到公共场所,并谢绝探视,以防增加感染机会。

⑦患者在放射治疗期间,应注意休息,防止碰撞,以免引起出血。

(2)治疗

①一般治疗

● 心理治疗。患者应树立战胜疾病的信心,保持乐观情绪,消除紧张和恐惧心理,可减轻放射治疗的不良反应。

● 注意休息,适当锻炼,可增强体质和机体的耐受能力,有利于防止造血系统的损伤。

②饮食治疗

● 多食升血制品,如动物肝脏、动物血制品、瘦肉类、豆制品、蔬菜等。

● 加强营养,补充高蛋白、高能量、高维生素,多食肉类、奶制品、蛋类、鱼、虾及豆类制品,新鲜蔬菜和水果,可提高机体抵抗力和耐受力,以减轻造血系统的损伤。

● 补充多种维生素。

③药物治疗

● 升白细胞药物

· 维生素 B_4:每次 10～20 毫克,每日 3 次,口服。

· 腺嘌呤:每次 1～2 片,每日 3 次,口服。

· 鲨肝醇:每次 10 毫克,每日 3 次,口服。

· 脱氧核糖核酸单核苷酸钠混合注射液:每次 50 毫克,每日 1 次,肌内注射。

· 5′复合核苷酸钠:每次 50 毫克,每日 3 次,口服。

· 利血升:每次 20 毫克,每日 3 次,口服。

· 肌苷:每次 200～600 毫克,每日 1 次,静脉滴入。

· 辅酶 A:每日 1 次,每次 50 单位,肌内注射,2 周为 1 个疗程。

· 三磷腺苷(ATP):每次 20 毫克,每日 1～3 次,肌内注射或静脉注射,也可用 5%～10% 葡萄糖液稀释后静滴。

● 促进白细胞生成药物

· 粒细胞集落刺激因子(G-CSF):每日每千克体重 2～5 微克,每日 1 次,皮下注射。或粒-巨噬细胞集落刺激因子(GM-CSF):每日每千克体重 3～10 微克,每日 1 次,皮下注射。

以上两药可任选一种,用于粒细胞缺乏者,一般 7～10 天为 1 个疗程,疗效良好。

● 抗菌药物

凡出现发热或有感染者,宜早期应用足量广谱杀菌型抗生素。

八、肝脏恶性肿瘤治疗

对于重度感染者,在查明病原菌之前,先应用经验抗生素。一般主张用两种以上,如头孢呋辛或头孢他啶加阿米卡星,以后应根据细菌药物敏感试验进行更换。

抗菌治疗无效者应考虑真菌感染的可能性,可用氟康唑或两性霉素B等。

如有病毒感染者,可用阿昔洛韦或a-干扰素。

● 激素治疗

血小板明显减少或出现出血症状者,需用泼尼松30~60毫克/千克体重,分次或顿服,病情严重者可用等量的塞米松或甲泼尼龙静脉滴注,好转后改口服。待血小板至正常或接近正常后,再逐渐减量,每周减5毫克。

④终止放射治疗

一般认为,白细胞计数少于$3.0×10^9$/升,而大于$2.0×10^9$/升时,血小板计数少于$70×10^9$/升,而大于$50×10^9$/升时,仍可继续进行放射治疗。

但白细胞计数少于$2.0×10^9$/升或(和)血小板计数少于$50×10^9$/升时,应立即中止放疗。

或患者已有明显感染或出血倾向者,也应考虑中止放射治疗,以免加重感染或出血。

⑤成分输血

● 粒细胞成分输注:对短期提高粒细胞数量和有效控制感染有一定作用。

● 血小板成分输注:对控制出血有一定作用。

10. 放射性肝炎的临床表现

放射性肝炎是一种严重的放射性治疗并发症,一般认为放射剂量35Gy(3 500拉德)时是放射性肝炎发生的临界线,超过此剂量的全肝照射,有发生放射性肝炎的可能,而局部照射较少发生放射性肝炎。

(1)放射性肝炎发生因素

①放射性肝炎的发生与放射治疗剂量有关。患者接受放射剂量越大,发生放射性肝炎的可能性越大。

②放射性肝炎的发生与放射治疗范围有关。全肝脏照射比局部照射较易发生放射性肝炎。

③放射性肝炎的发生与肝脏恶性肿瘤病情有关。肝脏恶性肿瘤直径越大、病情越晚,放射治疗时越易发生放射性肝炎。

④放射性肝炎的发生与原有肝硬化的严重程度有关。失代偿期肝硬化伴发肝脏恶性肿瘤者,放射治疗时易发生放射性肝炎,而无肝硬化的肝脏恶性肿瘤患者放射治疗时发生放射性肝炎时较少见。

⑤放射性肝炎的发生与患者的营养情况有关。凡肝脏恶性肿瘤患者营养不良、体质虚弱、免疫力低下者,于放射治疗期间较易发生放射性肝炎;而营养及机体抵抗力较好者,于放射治疗时则较少发生放射性肝炎。

(2)放射性肝炎的临床表现

①在放射治疗后,尤其在全肝照射剂量超过30Gy者,

八、肝脏恶性肿瘤治疗

出现肝功能损害或肝功能损害加重。

②患者出现恶心、呕吐、厌油、食欲缺乏或进行性加重。

④肝脏呈进行性肿大,伴有肝区疼痛或上腹不适。

⑤患者腹水呈进行性增多,黄疸加重。

⑥患者血清碱性磷酸酶升高、丙氨酸氨基转移酶、天门冬氨酸氨基转移酶均升高。

⑦肝脏行放射性同位素扫描,出现与放射野形状一致的缺损区。

⑧肝穿刺活检,可见肝组织水肿、瘀血、坏死及纤维化等放射性肝炎的改变。

11. 放射性肝炎的防治

肝脏恶性肿瘤患者进行放射治疗时,正常的肝组织均有不同程度的损害,轻度损伤者在度过放射治疗期后可自行恢复,重症者需进行积极治疗。关键在于预防放射性肝炎的发生,具有重要意义。

(1) 预防

①肝脏恶性肿瘤患者进行放射治疗时,医生要严格掌握放射剂量、照射野,不可盲目加大照射剂量及照射范围。

②对原有肝硬化、营养欠佳或曾经化疗过的肝脏恶性肿瘤患者,应酌情减少放射剂量,以免加重肝组织的损害。

③原有肝功能受损者,于放射前应给予保肝治疗,待肝功能正常时再进行放疗。

④在放射治疗期间,应定期检查肝功能及密切观察病情

变化,以便及早发现及治疗。

(2)治疗

①休息。临床无明显症状者不强调卧床休息,出现黄疸和腹水者应卧床休息,直至黄疸消退,重症者应绝对卧床休息。恢复期可适当活动,有利康复。

②加强营养。在放射治疗期间应进食清淡、低脂、富含维生素及易消化的饮食。在放疗前和放疗后给予充分的能量及高蛋白质饮食,如牛奶、豆制品、蛋类、肉类、鱼类、虾类等,有助于预防和减少放射性肝炎的发生。并限制钠盐的摄入,可防止和减轻腹水和水肿。

③药物治疗。目前尚无特效药物,一般不主张过多用药,以免增加肝脏负担。

● 可给予多种维生素制剂

维生素 B_1。每次 10～20 毫克,每日 3 次,口服。

维生素 B_2。每次 10 毫克,每日 3 次,口服。

维生素 B_6。每次 10～20 毫克,每日 3 次,口服。

维生素 C。每次 100 毫克,每日 3 次,口服,或维生素 C 5 克以 5%～10%葡萄糖注射液稀释进行静脉滴注,每日 1 次。

维生素 E。每次 100 毫克,每日 3 次,口服。

● 给予促进能量代谢药物

三磷腺苷(ATP)。每次 20～40 毫克,肌内注射,或用 5%～10%葡萄糖注射液稀释后,静脉滴注,每日 1 次。

辅酶 A。每次 50～100 单位,用 0.9%生理盐水或 5%～

八、肝脏恶性肿瘤治疗

10%葡萄糖注射液500毫升稀释后,静脉滴注,每日1次。

● 促进肝细胞再生药物:促肝细胞生长素。每日80～120毫克,加入10%葡萄糖注射液200毫升内,静脉滴注,每日1次,有助于肝功能的恢复。

● 护肝降酶药物

强力宁或强力新。每日1次,每次40～100毫升,加入10%葡萄糖注射液100～200毫升,静脉滴注。

甘利欣。每日30毫升(150毫克)稀释后,静脉滴注,或每日450毫克,口服。

● 加强支持疗法

可适当输注新鲜血、新鲜血浆、凝血酶原复合物等。纠正水及电解质紊乱,补充血容量,预防肾功能不全。

12. 放射性肾炎及防治

肝脏恶性肿瘤患者进行放射治疗时也易并发放射性肾炎。

放射性肾炎的反应程度与放射治疗照射的体积、照射的剂量和照射的部位有关。

照射的体积越大,照射的剂量越高,肾区部位照射越多,放射性肾炎程度越重。上腹部照射重于下腹部照射。一般认为,肾脏在3周内照射20Gy(2 000拉德)以上,就可能发生放射性肾炎,而肝脏恶性肿瘤进行放射治疗时,右肾最易发生放射性肾炎。

(1)临床表现

①在放射治疗期间,患者突然出现肉眼血尿或镜下血尿。

②相继出现水肿和蛋白尿。

③在放射治疗期间出现高血压,并伴有头晕、耳鸣、视力模糊等症状。

④严重者可出现心力衰竭表现,如尿少、水肿、呼吸困难等。

⑤尿化验检查,可见有红细胞、蛋白、管型或白细胞。

⑥血清尿素氮、肌酐升高。

(2)预防

①放疗医生在制定放疗计划时,要注意病灶定位准确,照射体积合理,应避免不必要地扩大照射范围。

②病情需要照射范围较大时(如肝脏恶性肿瘤于右叶下方需腹部照射),要适当降低单次照射的剂量,或采用移动条照射的方式。

③肝脏恶性肿瘤放射治疗时,要特别注意保护右肾,可避免发生右肾放射性肾炎。

④体质虚弱者放射反应多较重,在放射治疗前要补充足够的能量、高蛋白及多种维生素。如肉类、奶类、蛋类、鱼虾及新鲜蔬菜和水果等。

(3)治疗

①一般治疗。凡有严重水肿、低蛋白血症者应卧床休息。水肿消退,一般情况好转后,可起床活动。

水肿时应低盐,每日饮食食盐应少于3克。少进食动物

八、肝脏恶性肿瘤治疗

脂肪,多食植物油、鱼油。

②对症治疗

● 利尿消肿:常用氢氯噻嗪,每次 25 毫克,每日 3 次,口服。不可长期服用,以免引起低钾、低钠血症。

● 控制高血压:可选用氨氯地平,每次 5 毫克,每日 1 次,口服;肼屈嗪,每次 10~25 毫克,每日 3 次,口服。

● 纠正心力衰竭:应以扩血管为主,尤以扩张静脉、减轻前负荷的药物为主,或行透析疗法,疗效确实。

● 补充多种维生素,如维生素 B_1、维生素 B_2、维生素 B_6、维生素 C、维生素 E 等,有利于康复。

13. 放射治疗期间的食疗

中华食疗历史悠久,源远流长,既有药物的防病治病作用,又有中华美食的色、香、味、形,可促进食欲,有利身体康复。

肝脏恶性肿瘤患者于放射治疗期间,可根据具体情况,选用以下饮食和药物,配置成药膳服用。

(1)拌菠菜

【组　成】　嫩菠菜 200 克,麻酱 15 克,香油 3 克,面酱、酱油、醋各适量。

【做　法】　先将菠菜择洗干净,入沸水焯透,捞出沥干水,放入盘中。再将面酱、酱油、醋同入锅煮沸,倒在菠菜上,加入面酱,淋少许香油即可。

【功　效】　补铁生血,除燥通便。

【用　法】　佐餐用。

【应　用】　适用于肝脏恶性肿瘤患者放射治疗期间出现骨髓造血功能受到抑制者。

（2）阿胶生地粥

【组　成】　阿胶 30 克,鲜生地黄 30 克,糯米 50 克,蜂蜜适量。

【做　法】　先将阿胶捣碎,炒黄研末。鲜生地黄用水洗净,切成薄片。糯米用水淘洗干净。将生地黄片、糯米同放入锅内,加水适量。将锅置于火上煮沸成粥。粥熟时,再加入阿胶末搅拌均匀。最后加入蜂蜜再煮沸即可。

【功　效】　补益肝肾,清热凉血、止血。

【用　法】　早晚均可食用。

【应　用】　适用于肝脏恶性肿瘤患者在放射治疗期间出现放射性肝炎,放射性肾炎及骨髓抑制时,或皮肤黏膜有出血倾向者。

（3）黄豆芽猪血汤

【组　成】　黄豆芽 250 克,猪血 250 克,黄酒、大蒜、葱、姜、味精、食盐各适量。

【做　法】　将黄豆芽去根后洗干净。猪血划小方块,洗净。将蒜洗净,剁成蒜蓉。葱洗净后切成葱花。鲜姜洗净后剁成姜末。锅内加油烧热,爆香蒜蓉、葱花、姜末。放入猪血块。倒入黄酒,再加水适量煮沸。再放入黄豆芽煮熟。最后调入味精、食盐即可食用。

【功　效】　健脾宽中,理气除胀,升血补阴。

【用　法】　饮汤食疗,每日 1 次。

八、肝脏恶性肿瘤治疗

【应　用】　适用于肝脏恶性肿瘤患者在放射治疗期间出现骨髓抑制而发生贫血者,或白细胞或血小板减少者。

(4)薏仁炖鸭

【组　成】　嫩鸭1只(约1.5千克),薏苡仁250克,食盐5克,味精1.5克。

【做　法】　先将活鸭宰杀、煺毛、去内脏。将鸭用水洗净后,入沸水内氽一下。再将鸭放入铝锅内,加水2000毫升水煮沸。薏苡仁用水洗净后放入锅内。再用旺火煮沸后,改为小火保持沸而不腾。炖至鸭肉熟烂即可(约1小时)。出锅前加上食盐和味精即可。

【功　效】　利水祛湿,健胃滋补。

【用　法】　佐以食用。

【应　用】　适用于肝脏恶性肿瘤患者在放射治疗期间出现肝、肾损害而有水肿者。

(5)山药素虾仁

【组　成】　山药500克,水发香菇25克,马蹄100克,胡萝卜50克,豌豆粒25克,食盐1克,绍酒20克,干淀粉50克,蛋清1个,水淀粉或水玉米粉100克,花生油500克(实耗50克),素汤少许。

【做　法】　山药用水洗净、粘上干淀粉,上笼蒸熟后用刀切成山药片,再用刀拍斩成山药泥,加味精、蛋清、绍酒拌均匀。用手做成一头大一头小,形似虾仁状的坯子,再逐个滚上干淀粉。将水发香菇、胡萝卜、马蹄、豌豆粒各切成丁。烧热油锅,加入油,将切成丁的佐料炒熟待用。另起生油锅,加热,把"山药虾仁"投入热油锅中,炸至金黄色,捞出放入已做好的作料中,再加适量水淀粉即可。

【功　效】　健脾益胃,调理气血。

【用　法】　佐以食用。

【应　用】　适用于肝脏恶性肿瘤患者在放射治疗期间出现放射性胃炎、恶心、呕吐、厌油、食欲缺乏者。

(6)三七香菇鸡

【组　成】　三七15克,香菇30克,小鸡1只(约500克),红枣15枚。

【做　法】　将三七洗净,切片,晒干或烘干,研成细末。香菇洗净后用温水泡发,备用。小鸡宰杀后,去毛及内脏,洗净。红枣洗净,去核。将小鸡、香菇、红枣同入砂锅。加水适量,先以大火煮沸,加入料酒、葱花、姜末等调料,改为小火煨炖1小时。鸡肉熟烂后,加三七粉调和均匀,再加食盐、味精、五香粉各适量,煨炖至沸即成。

【功　效】　补气养血,去瘀生新,强身抗癌。

【用　法】　佐餐当菜,随意食用,饮汤食料。

【应　用】　适用于肝脏恶性肿瘤患者在放射治疗期间体质虚弱者。

(7)红枣炖肘

【组　成】　猪肘500克,红枣100克,冰糖30克,红糖50克,清汤1 000毫升。

【做　法】　将猪肘刮洗干净,在沸水锅中氽一下,捞出。取冰糖少许,炒至深黄色糖汁,放入猪肘上色。把猪肘放入

八、肝脏恶性肿瘤治疗

砂锅中、清汤,大火煮沸,加料酒、葱花、姜末。改用小火慢煨1.5小时。猪肘熟烂后加入洗净的红枣、红糖、酱油,再继续煨炖1小时,至猪肘酥烂,加食盐、味精,拌匀即成。

【功　效】　补脾益胃,滋阴养血,强身抗癌。

【用　法】　佐餐当菜,随意食用。

【应　用】　适用于肝脏恶性肿瘤患者在放射治疗期间出现贫血、出血、发热者。

(8)仙人掌金银花煨牛肉

【组　成】　鲜仙人掌150克,金银花30克,牛肉250克。

【做　法】　将仙人掌用水洗净,去刺,切成细丝,备用。牛肉用水洗净后,切丝,用湿淀粉适量,拌和均匀。金银花用水洗净,与牛肉、仙人掌同入砂锅。加水适量,选用大火煮沸,加料酒后,再改用小火煨煲1小时,加食盐适量、味精适量,拌匀即成。

【功　效】　健脾行气,活血解毒,抗癌止痛。

【用　法】　佐餐当菜,随意食用,饮汤食肉,嚼食仙人掌丝、金银花,当日吃完。

【应　用】　适用于肝脏恶性肿瘤患者在放射治疗期间出现肝区胀痛、腹痛者。

(9)蛤仔豆腐

【组　成】　嫩豆腐1块,蛤仔肉120克,水发木耳25克,瘦肉25克,植物油50克,食盐5克,味精1克,生姜5片,葱白1段,青椒少许。

【做　法】　将蛤仔劈开洗净。豆腐改刀成菱形块,沥去水。瘦肉剁成末。木耳切成小块。葱白切细。生姜切成末。炒锅上火,放油25克。豆腐块推入锅内,两面煎黄,起锅装入盘内。剩余油放入锅中加热,投入蛤仔肉,加配料和调料,起锅倒入豆腐盘内。撒上熟肉末和青椒即成。

【功　　效】　清热解毒,除黄利湿。

【用　　法】　佐餐食用。

【应　　用】　适用于肝脏恶性肿瘤患者在放射治疗期间出现放射性肝炎伴有黄疸、水肿者。

(10)鸡血豆腐

【组　　成】　鸡血250克,嫩豆腐250克,小木耳15克,笋片15克,姜、葱各少许,酱油、味精、料酒、鲜汤、猪油、植物油各适量。

【做　　法】　将鸡血、豆腐切成小方块,在沸水中浸透、捞出后沥去水分。把鸡血和豆腐放在用冷湿布铺的案板上。将布的四角向中心折叠,呈方包形。上边放一木板,解开布包,呈槟榔样,切成小方块。将木耳洗净,笋片切成雪花片。锅内放入植物油加热,再将鸡血豆腐块和配菜下锅。加入葱蒜、酱油、食盐、味精、料酒和鲜汤搅匀,收汁浓时,勾芡,浇些香油后盛入盘内即可。

【功　　效】　活血益气,补血抗癌,补充蛋白。

【用　　法】　佐餐食用。

【应　　用】　适用于肝脏恶性肿瘤患者放疗期间出现贫血者。

(四)肝脏恶性肿瘤的生物治疗

生物治疗没有风险,没有不良反应,医生愿意应用,患者又乐于接受。但生物治疗也有一定的适应证,而不是任何肝脏恶性肿瘤患者都适用。

生物治疗只适用于手术切除肝脏恶性肿瘤以后,或经放射治疗,或化学治疗后的肝脏恶性肿瘤患者,并且病情得到明显缓解者。生物治疗的目的是用以消灭可能残留在体内的癌细胞。

对于癌肿较大的晚期肝脏恶性肿瘤患者,生物治疗并无实际意义。对于甚小的早期肝脏恶性肿瘤,当然可以采用生物治疗,然而从疗效的可靠性来评估,还是首先考虑手术切除,以免失去手术时机,后悔晚矣。

常用的生物治疗药物如下所述。

(1)卡介苗或短小棒状杆菌:卡介苗原用于预防结核病,具有促进巨噬细胞吞噬功能的作用;短小棒状杆菌,主要通过激活巨噬细胞,使其吞噬活性加强,都可用为肝脏恶性肿瘤的辅助治疗。

(2)转移因子:转移因子是从健康人的白细胞提取的小分子肽类物质,可将细胞免疫活性转移给接受注射人,以提高接受者的细胞免疫功能,从而发挥抗肝脏恶性肿瘤的作用。

(3)胸腺素:胸腺素自小牛的胸腺提取,可促进 T 淋巴细胞的成熟,从而提高肝脏恶性肿瘤患者的免疫功能。

（4）干扰素：干扰素是一组机体产生的细胞因子，它通过一系列连续反应而发挥抗肿瘤、调节免疫、保持体细胞自身稳定等多种功能。

（5）白细胞介素-2：白细胞介素-2具有促进淋巴的增殖及激活淋巴细胞，从而提高肝脏恶性肿瘤患者的免疫功能。

（6）纳克（LAK）细胞和替尔（TIL）细胞：纳克（LAK）细胞和替尔（TIL）细胞是在体外经过细胞因子激活又具有免疫活性的细胞，它具有选择性杀伤癌细胞的作用。

应当指出，纳克细胞杀伤癌细胞时，大约需数十个纳克细胞才能杀死一个癌细胞，而目前患者所能收集到的淋巴细胞最多也只有10亿个，即使能够做出诊断的早期最小的肝脏恶性肿瘤，其癌细胞数至少也达10亿个。因此，单纯应用纳克细胞治疗最早最小的肝脏恶性肿瘤，也难以获得理想的疗效。

纳克细胞治疗肝脏恶性肿瘤主要适应证如下：

①肝脏恶性肿瘤手术切除后患者，应用纳克细胞可以杀死残留体内或可能残留的癌细胞，有助于预防肝脏恶性肿瘤的复发或转移。

②手术不能切除的肝脏恶性肿瘤患者，可与肝动脉栓塞化疗、肝脏恶性肿瘤内无水酒精注射治疗、放射治疗等治疗方法联合治疗。

替尔细胞是从肿瘤细胞组织中分离出来的，而纳克细胞是从外周血中分离出来的。替尔细胞只对所浸润的癌细胞有杀灭作用，而对其他癌细胞无治疗作用。替尔细胞对癌细

八、肝脏恶性肿瘤治疗

胞杀灭活性比纳克细胞高50～100倍。因此,制成替尔细胞后再回输给患者,有助于预防肝脏恶性肿瘤的复发或转移。

(7)重组人新型肿瘤坏死因子:重组人新型肿瘤坏死因子是新一代高效、低毒抗癌新药,它可以治疗肝脏恶性肿瘤等实体瘤,有效率达35%左右,无明显不良反应。它可以有选择性地杀死肿瘤细胞,而对正常组织细胞无杀死作用。

(8)自体树突细胞免疫治疗:台湾长庚医院用肝脏恶性肿瘤患者自身树突细胞免疫治疗34例肝脏恶性肿瘤患者,其中2例中期肝脏恶性肿瘤患者的肿瘤在治疗后一个半月完全消失,1例肝脏恶性肿瘤有6厘米×3.5厘米,另一例肝脏恶性肿瘤直径为2厘米,另有5例肝脏恶性肿瘤部分消失,有60%的病例得到控制。

自体树突细胞免疫治疗是取患者自己的树突细胞去杀死肝脏恶性肿瘤细胞。治疗前先抽取肝脏恶性肿瘤患者的外周血液,并取得肝脏恶性肿瘤患者的肿瘤细胞,在实验室中培养树突细胞后,加入肿瘤抗原,此时,树突细胞会吞噬抗原,并表达在细胞膜上。将处理后的树突细胞重新输入患者体内,树突细胞则会刺激T淋巴细胞去攻击肿瘤细胞。

当人体内出现癌细胞时,癌细胞会形成一种机制逃脱免疫监视系统,让树突细胞无法识别癌细胞是"坏家伙",而不会"唤醒"T淋巴细胞去杀死它。而自体树突细胞免疫治疗即是让实验室中培养出来的树突细胞认识癌细胞是敌人,再输回患者体内发挥作用。

此项治疗是以无法手术切除或化学治疗及放射治疗无

效的肝脏恶性肿瘤患者为对象,但不适用于晚期肝脏恶性肿瘤患者,因为晚期肝脏恶性肿瘤患者的免疫功能降低,即使输回可识别癌细胞的树突细胞,也很难激发T淋巴细胞去杀死癌细胞。

(五)肝脏恶性肿瘤 B-D 光子刀治疗

B-D光子刀被称为"时间差攻击法"。是利用红外线导航光子刀,每日上下午各治疗1次。25日为1个疗程。台湾一家医院利用 B-D 光子刀首批治疗肝脏恶性肿瘤患者,追踪观察1年,生存率高达80%,尤其肝脏恶性肿瘤直径小于5厘米者,治疗效果极佳。

(六)肝脏恶性肿瘤纳米技术治疗

纳米技术治疗适用于中、晚期肝脏恶性肿瘤患者,患者痛苦少,手术风险小,手术时间短(一般只需12~30分钟),它可以杀死肝脏恶性肿瘤组织,延长患者生命,提高生存质量,它是一种姑息性治疗方法,而不是根治性手术。

(七)沙利窦迈治疗法

沙利窦迈是一种有争议的药物。美国学者意外发现它可以治疗肝脏恶性肿瘤。台湾学者用于治疗晚期肝脏恶性

八、肝脏恶性肿瘤治疗

肿瘤,剂量为每日200～400毫克,分2次服用。2～4个月后,可使肝脏恶性肿瘤肿块缩小或消失,90%以上患者生存时间延长,60%的肝脏恶性肿瘤患者至少延长6个月以上。

(八)肝脏恶性肿瘤的中药治疗

中药治疗多采用辨证施治、攻补兼施的方法,治则为活血化瘀、软坚散结、清热解毒等。中药与化疗、放疗合用时,以扶正、健脾、滋阴为主,可改善症状,增强机体免疫功能,减少不良反应,从而提高疗效。常用的药方如下:

(1)补肾助阴,可用大菟丝子饮加减

【组　　成】　仙茅10克,淫羊藿8克,肉苁蓉8克,补骨脂10克,鹿角胶15克,巴戟天6克,当归10克。

【用　　法】　水煎,每日1剂,分2次服。

(2)扶正固本,可用归脾汤加减

【组　　成】　党参30克,黄芪30克,白术30克,茯苓30克,酸枣仁30克,龙眼肉30克,木香15克,炙甘草8克,当归3克,远志3克,生姜6克,大枣3枚。

【用　　法】　水煎,每日1剂,分2次服。

以上两方剂适用于手术后、化疗后或放疗后的肝脏恶性肿瘤患者。具体处方时还需视性别、年龄、体质强弱斟酌药量,绝无一成不变的处方。绝对不可因患者病名相同,就认为凡能治好张三的肝脏恶性肿瘤的处方就一定能治好李四的肝脏恶性肿瘤。

(3)四逆散

【组　成】　柴胡6克,枳实6克,芍药9克,炙甘草6克。

【用　法】　水煎服,每日1剂,分2次服,半个月为1个疗程。

【功　效】　疏肝解郁,理气通阳。

【适应证】　适用于手术、放疗、化疗后肝区疼痛、肝功能改变者。

据现代研究发现,柴胡根含有柴胡皂苷A、柴胡皂苷B、柴胡皂苷C、柴胡皂苷D、柴胡皂元E、柴胡皂元F、柴胡皂元G,豆甾醇,侧金盏花醇等。对人体特别是肝脏具有解热、镇痛、镇静、抗炎作用,并有抗肝损害、利胆、防脂肪肝、促进胃肠蠕动、抑制肿瘤生长和转移等作用。四味中药组合后,能达到肝病的综合治疗的目的。

(4)柴胡舒肝散

【组　成】　柴胡6克,枳壳4.5克,芍药4.5克,炙甘草4.5克,香附4.5克,川芎4.5克,陈皮6克。

【用　法】　水煎服,每日1剂,分2次服。1个月为1个疗程。

【功　效】　疏肝理气解郁。

【适应证】　适用于手术后、放疗、化疗中出现肝区胀痛、腹胀、肝功能受损者。

据现代研究发现,枳壳含有挥发性油和黄桐甘类、枳黄苷酸橙素,还有柚皮苷及甲基酪等。在人体中有破气散痞和祛痰消积的作用,是治疗食积不化和便秘的主药。

八、肝脏恶性肿瘤治疗

甘草主要成分为甘草酸,它具有解痉、抗溃疡、抗炎、抗菌、抗过敏、补脾益气、清热解毒、缓急止痛等多种功效。

甘草在方剂调配中,因其能调和百药,解毒缓急,协助主药防治疾病,故有"国老"之名。

(5)茵陈蒿汤

【组　成】　茵陈蒿18克,川栀子15克,大黄6克。

【用　法】　水煎服,每日1剂,分2次服。疗程视病情而定。

【功　效】　清热利湿,泻下实邪。

【适应证】　适用于肝脏恶性肿瘤患者伴有黄疸和转氨酶升高者。

(6)降酶汤

【组　成】　刘寄奴6克,柴胡6克,红花2克,白蒺藜6克,黄芩4克,皂荚4克,焦三仙9克,槟榔4克,甘草4克,黄柏4克,泽泻4克。

【用　法】　水煎服,每日1剂,分2次服。

【功　效】　清热疏肝,理气健脾。

【适应证】　适用于肝脏恶性肿瘤患者手术后、化疗后、放疗后、伴有肝功能异常者。

(7)疏肝行气饮

【组　成】　姜黄8克,白芍4克,甘草4克,柴胡4克,当归6克,乌药6克,枳壳6克,延胡索6克。

【用　法】　水煎服,每日1剂,分2次服。

【功　效】　活血止痛,疏肝行气。

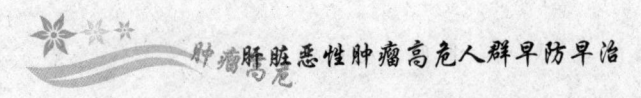

【适应证】适应于肝脏恶性肿瘤患者伴有腹痛、腹胀者。

据现代研究发现,姜黄含有姜黄素及挥发油、姜黄酮、姜烯等。有促进胆汁分泌,利胆作用持久,并有抗毒抗炎作用,再配佐当归、延胡索,又具有养血活血、止痛之功效。

近年来,有不少中药都宣称有抗癌作用,但仍然不能代替早期手术切除、化疗、放疗的疗效。不能在国际上拿到什么大奖或重金,提醒患者及家属,不要上当受骗,不要被"名人"把你的腰包掏空。

(九)肝脏恶性肿瘤治疗方法的自我选择

家人或亲友中一旦有人不幸得了肝脏恶性肿瘤,仿佛全家人大难临头,于是病急乱投医,坐失治疗良机,钱财被骗,人财两空等都有之。

电视广告、新闻媒体、大小报纸、五颜六色的传单,扑面而来。各种各样的抗肝脏恶性肿瘤的中药,包好包治,无毒不良反应,什么首创,什么新突破,什么解开肝脏恶性肿瘤之谜,天仙、神奇、妙方等等,让你眼花缭乱,五花八门,神乎其神。在广告满天飞的今天,患者家属及亲友如何选择正确的治疗方法呢?

目前,肝脏恶性肿瘤的正统治疗方法主要有手术切除、肝动脉栓塞化疗、放射治疗、无水酒精注射、生物治疗及中药治疗等。对于每个具体患者来说,不能笼统地说哪一种疗效

八、肝脏恶性肿瘤治疗

好,哪一种疗效不好。正确选择治疗方法是取得良好疗效的关键。

(1)早期的小肝脏恶性肿瘤,肝功能正常或基本正常,又无手术禁忌证时,就应该首先选择手术切除治疗,使患者有治愈的希望。

(2)患者伴有重度肝硬化,或肝脏恶性肿瘤组织已与血管粘连,已经无法手术切除时,可以选择放射治疗、肝动脉栓塞化疗或无水酒精注射。

(3)中期肝脏恶性肿瘤的体积较大,或多发性的肝脏恶性肿瘤,若手术无法切除时,要选择肝动脉栓塞化疗、放射性治疗、肝动脉结扎化疗或冷冻治疗。如果经上述治疗后,肝脏恶性肿瘤已经缩小时,再行手术切除治疗。

(4)手术切除肝脏恶性肿瘤或已经放射治疗或已经化疗后,临床上已经明显缓解的患者,为消灭残留在体内的癌细胞,可以选择生物治疗。

(5)晚期肝脏恶性肿瘤,宜选择中西药治疗及对症治疗,以缓解症状,减轻痛苦,提高生命质量,延长患者生命为目的。把大把大把的钱花在晚期患者身上不可取,几乎100%不会出现奇迹。切忌偏方、验方、秘方或神奇中西药一起用,中药也有毒性和不良反应。

(6)最重要的选择是一个信得过的医院和一个信得过的医生,也可以与医院签订一个协议,因为患者不是单纯求医院求医生,而是共生共存、相辅相成、平起平坐的合作伙伴。

（十）肝脏恶性肿瘤联合治疗的选择

肝脏恶性肿瘤的治疗方法很多，如手术、放疗、化疗、生物治疗及中药治疗等。每一种治疗都有不同程度的疗效，但都不是特效的治疗。这些常规治疗（在没有特殊治疗之前）都是必需的，但绝对不是治疗的终结。因为手术、放疗、化疗和生物治疗属于攻击性的"第一治疗"，充其量只能切除肝脏恶性肿瘤肿块或杀灭癌细胞或抑制癌细胞，却无法彻底改变容易使癌细胞发生、增殖、发展、转移、扩散及复发的机体内环境。因此，将这些方法联合应用，可以发挥各自的优势，提高肝脏恶性肿瘤的治疗效果，减少或防止复发的机会。

联合治疗的方法如下：

①手术切除＋全身化疗＋肝动脉栓塞化疗＋生物治疗＋药膳康复。以消灭可能残留体内的癌细胞，改变体内环境不利于癌细胞生长，防止手术后复发的机会。

②非根治性手术（切除肿瘤后）＋预防性留置插管（动脉或门静脉）＋日后灌注化疗＋中药康复＋营养康复。

③非手术治疗的肝脏恶性肿瘤患者，肝动脉栓塞化疗（或肝动脉结扎插管化疗）＋放射治疗＋食疗＋体疗。可以增强体质，提高免疫力，使疗效进一步提高。

④手术后的肝脏恶性肿瘤患者，中药＋心理康复＋营养康复＋体疗康复，可促进患者早日康复。

⑤放射治疗＋化学治疗＋中药治疗＋心理康复＋体疗

八、肝脏恶性肿瘤治疗

康复+休闲康复,有助于患者尽快康复。

⑥肝脏恶性肿瘤患者的康复期,心理康复+药物康复+生活起居康复+环境康复。

九、肝脏恶性肿瘤康复治疗

1. 肝脏恶性肿瘤患者的康复治疗

调查数据显示,在癌症患者的人均医药费用开支中,40%是用于生命的最后一年,而其中的40%的医药费用又是用于生命的最后一个月。80%癌症患者不是死于治疗期,而是死于康复期。几乎100%的癌症患者只重视第一治疗(手术、放疗、化疗、生物等常规治疗),不了解或不重视癌症康复期的第二治疗,即调整、恢复受到重创的生理功能,特别是免疫功能的重新建立或恢复,通过多种康复手段改变机体的内环境,营造不利于癌细胞生长的小环境,就可以有效地防范癌症复发、转移、再生。癌症患者只要重视并积极进行第二治疗,癌症患者的生命是可挽救的。进行第二治疗可以不花钱,或只花少数钱就可以达到治疗的目的。

第二治疗的处方如下:
①心理康复法。
②饮食康复法。
③营养康复法。
④运动康复法。

九、肝脏恶性肿瘤康复治疗

⑤体疗康复法。
⑥食疗康复法。
⑦音乐康复法。
⑧芳香康复法。
⑨休闲康复法。
⑩药物康复法。
⑪按摩推拿康复法。
⑫气功康复法。
⑬针灸康复法。
⑭自然康复法。
⑮日常起居康复法。
⑯家庭康复法。

2. 肝脏恶性肿瘤患者的心理康复法

目前,癌症仍是死亡原因之首,预计在短期内癌症仍将继续以"头号杀手"的姿态,夺走人类的宝贵生命。

"知己知彼,百战百胜"。肝脏恶性肿瘤患者要想战胜癌症或让癌休眠,与癌共存或和平共处,首先要有一个健康的心理和正确的态度。然而,迄今为止,人们对肝脏恶性肿瘤仍然充斥一知半解或完全错误的认知,因轻信偏方、秘方、祖传神方而采用民间疗法而断送性命的例子,俯拾可得。

(1)癌症已不是绝症、不治之症:随着诊断技术的进步,手术方法的改变,以及多种治疗措施的联合应用,肝脏恶性肿瘤治疗已经出现曙光。我国的肝脏恶性肿瘤手术切除率已大大提高,小肝脏恶性肿瘤的手术切除率达80%以上,而手术死亡率又大大降低,总体疗效显著提高,肝脏恶性肿瘤直径小于3厘米者,术后5年生存率高达82.5%。上海一家医院积累的小肝脏恶性肿瘤病例数即超过日本和美国的总和,治疗效果也显著优于日本、美国等发达国家。

然而,一些患者害怕自己被诊断为肝脏恶性肿瘤而讳疾忌医,往往只是蹉跎治疗的黄金时期,抑或患上肝脏恶性肿瘤之后自暴自弃,认为无法可医、无药可治而提早放弃治疗,这些都是错误的做法,也是非常不明智的。

(2)肝脏恶性肿瘤手术切除,不会使癌细胞转移:手术切除恶性肿瘤,不是所有癌症治疗的唯一选择。一般而言,像肝脏恶性肿瘤的实体性肿瘤,如果没有手术禁忌证,应以手术切除为主,再用放疗、化疗及生物治疗联合应用,能够继续杀灭残留于体内的癌细胞。在追求正确诊断及治疗的目标下,就不要迟疑。病程愈长,癌细胞转移的机会就愈多。因此,不要错过最佳手术时机。

(3)不可轻信偏方,延误治疗:有资料表明,有32%的肝脏恶性肿瘤患者确诊后未接受正规的治疗,而寻找各式各样的未经验证的民间疗法,或匪夷所思的治疗方法,各种大小报刊上的广告,各类治疗肝脏恶性肿瘤的药品、食品、保健品等,都不应该喧宾夺主,都不能取代正统的手术、放疗、化疗等第一治疗。

(4)肝脏恶性肿瘤患者要向"死亡"说"不":肝脏恶性肿瘤患者经手术、放疗、化疗等治疗后,只能宣告第一阶段结

九、肝脏恶性肿瘤康复治疗

束,在康复期要特别注意心理治疗,长期坚持多种康复治疗,重视整体,重视增强自身的免疫功能,用自身的免疫功能来消灭癌细胞,或让癌休眠,或与癌共存(带癌生存)。总之,重治疗轻康复的理念是不可取的。

应当指出,或许在你身边偶尔出现1～2个宣称用什么偏方、秘方治疗好的个案,但终究仅止于个案,在另外一个人身上却重复不出来应有的疗效。目前,还没有任何一种"神奇"药方证实其确切的疗效。

3. 肝脏恶性肿瘤患者的饮食康复法

据研究表明,食用被黄曲霉菌污染的玉米、花生、花生油等能诱发肝脏恶性肿瘤。经常食用含亚硝胺的食物,以及食物中缺乏蛋白质、维生素和微量元素,长期大量饮烈酒等,与肝脏恶性肿瘤的发生也有密切的关系。因此,肝脏恶性肿瘤患者在第二治疗期间,应加强饮食康复法。

饮食康复法的处方如下:

①禁止食用发霉变质的花生、玉米、花生油、大米,不吃搁置过久的剩菜。

②禁止食用含亚硝胺类化合物的食品,如酸菜、泡菜、咸菜、火腿、腊肠、香肠及鱼、肉类罐头等。

③禁止食用含有苯并芘化合物的高温油炸的油渣、食品渣等。

④提倡每天摄取5份(约400克)以上的蔬果,蔬菜如卷心菜、花菜、莴苣、茄子、南瓜、芦笋、大蒜、洋葱、竹笋、银耳、

香菇、黄豆、豌豆等；水果如山楂、无花果、梨、草莓、大枣、香蕉、苹果、核桃、柑橘、桃、乌梅等。

⑤少食肉类和高脂肪食物，少用猪油、食盐，多吃鱼、虾等海产品，多吃豆类、谷类食物，多用花生油或橄榄油炒菜。

⑥每天至少食用一杯牛奶，一个鸡蛋。每周至少食用一次鹅血、猪血、动物肝脏，以保证摄取足够的蛋白质。

⑦不偏食、不挑食，不暴饮暴食，坚持定量及平衡膳食。

应用饮食康复法，有助于防止肝脏恶性肿瘤复发。

4. 肝脏恶性肿瘤患者的营养康复法

肝脏恶性肿瘤患者常伴有营养不足，如缺乏蛋白质、维生素 A、B 族维生素、维生素 C 及微量元素钼、镁、硒、锌等。因此，肝脏恶性肿瘤患者在第二治疗期间，也应加强营养。营养处方如下：

①肝脏恶性肿瘤患者原先有吸烟嗜好者，易造成维生素 C 和叶酸缺乏。每天必须摄取含维生素丰富的新鲜蔬菜、水果和全谷类，以补充因吸烟而破坏的维生素 C。

②肝脏恶性肿瘤患者如为酗酒者，最需要补充的是维生素 B_1、维生素 B_2、维生素 C 及叶酸等。

③肝脏恶性肿瘤患者如为素食者，每天必须补充维生素 B_2、维生素 B_{12} 及维生素 D，也需要补充蛋白质和含铁食物。

④肝脏恶性肿瘤患者在康复期，必须每天补充维生素 E，尤其经过第一治疗（手术、放疗、化疗）后，机体免疫功能下降，肝脏恶性肿瘤有复发的可能，而维生素 E 能增强机体

九、肝脏恶性肿瘤康复治疗

的免疫功能,每天补充维生素 E,可防止癌症复发。

⑤脂溶性维生素 A、维生素 D、维生素 E、维生素 K 被身体吸收后储存在肝脏内,体内消耗较慢,故补充过多易致维生素中毒。尤其老年人代谢、吸收功能降低,更易中毒。适当补充维生素 D,可预防癌症复发。而水溶性的 B 族维生素、维生素 C 等,身体消耗较快,多余的维生素又可从尿中排出,不易中毒。

⑥肝脏恶性肿瘤晚期患者在康复期,绝大多数不需吃营养保健品。因为营养品市场混乱,很多标签与实物不符,且与很多药物发生反应,对康复不利。除维生素 E 外,一般不建议服用。

⑦营养保健品上市前,不需做人体临床研究,它的积极作用和不良作用都不十分清楚,即使是天然产品,也不与安全等义。因此,为安全起见,建议不服为佳。

⑧无机盐(钙、镁、钠、钾、磷、氯、硫等含量较多;铁、铜、碘、锰、钴、硒、钼等含量极少,故称为微量元素,统称为无机盐)是维持机体某些特殊生理功能的重要成分之一。某些微量元素与肝脏恶性肿瘤发生有关。然而无机盐在食物中分布较广,通过正常膳食都能满足机体需要。从预防肝脏恶性肿瘤复发的角度来看,肝脏恶性肿瘤的高发区应施用钼肥。因为钼不仅能增加植物内维生素 C 的含量,还能降低硝酸盐的含量,减少亚硝胺的生成,有利于预防肝脏恶性肿瘤的复发。

康复期禁止服用高钙片,可引起高钙血症和肾衰竭。

5. 肝脏恶性肿瘤患者的运动康复法

早期肝脏恶性肿瘤或中期肝脏恶性肿瘤患者,经过第一治疗后,病情已经稳定,饮食恢复正常,体力大为增强时,可以做一些活动。做好的运动处方是"养生十六宜",被称为长寿秘方。养生十六宜及应用处方如下。

(1)发宜常梳:可用双手食指当梳子擦头皮,从前额向后,梳到后颈部。每天2次,早晚各1次,每次50下左右。

(2)面宜多擦:可用双掌轻轻摩擦额面(干洗脸)。每天早晚至少各1次,每次数十下。

(3)目宜长运:双眼球由上下左右旋转,每日2次,每次眼球旋转10~20下。

(4)耳宜常弹:用两手掌紧按两耳,用食指弹击枕后,每日2次,每次20~30下。

(5)舌宜抵腭:用舌尖连续舔抵上腭,每日2次,每次20下。

(6)齿宜常叩:上下牙齿,互相叩击,每日数次,每次30~50下。

(7)津宜常咽:有意识地积累口腔唾液,并缓缓咽下。每日多次。

(8)浊宜常呵:宜进行深大呼吸,至少每日早晚各1次,每次呼吸10~20下。

(9)胸宜常扩:做好胸部保暖,防止受冻咳嗽。

(10)背宜常暖:做好背部保暖,严防背部受凉。

九、肝脏恶性肿瘤康复治疗

(11)腹宜常摩:先用右手掌从心口经脐左旁到下腹部,再向右向上至右肋下,然后,再向左。

(12)谷道宜常撮:应经常做提肛动作,尤其每次大便后,要做提肛运动,即吸气时用力提肛门及会阴,呼气时则停顿和放松,每日数次,每次10~20下。

(13)肢体宜常摇:应经常活动四肢各大小关节及腰部各大关节,每日2次,每次20~30下。

(14)足心宜常擦:每日睡前要用温水洗脚后,再用手搓足心数十次。

(15)皮肤宜常沐:可用手掌或干毛巾摩擦全身皮肤,进行干洗澡。

(16)大小便宜闭口勿言。

以上"养生十六宜",既可以安排在每晚睡前、早醒后做全套或部分活动,也可利用休闲等其他时间做其中的几个动作。贵在坚持,长期活动必有好处。运动不仅能增强体质,还能提高免疫功能,预防肝脏恶性肿瘤复发。此外,根据身体情况,也可选择散步、打太极拳、练气功、做广播操等。

6. 肝脏恶性肿瘤患者的气功康复法

已经做了根治性手术的肝脏恶性肿瘤患者,通过体育运动后,精力旺盛,食量增加,体力增强之后,可以进行体育锻炼。气功锻炼是肝脏恶性肿瘤康复期的最佳处方,具体做法如下。

(1)松静功:松静功是静功的一种,也是练气功最基本的功法之一,以练放为主。

练法:取坐位,双手放大腿上,双眼皮垂下开一线。排除干扰和杂念。将意念集中在肢体放松上,默念"松"字。从头、颈、肩、背、上肢、腰髋、下肢到足的顺序。想到一处,放松一处。反复多次从上到下都想到放松,直到松静、舒适为止。呼吸要自然,用鼻吸气,用口呼气。每日早晚各1次,每次20~30分钟。

(2)强壮功:以练入为主。

练法:取站式,两脚分开同肩宽。两膝微屈,两臂稍抬起,手指微屈如抱球状。呼吸要细、匀、深、长。气沉丹田。入静方法是气沉丹田,默数1~10,周而复始。入静时只觉呼吸起伏,不觉其他。

(3)内养功:主要由运动者进行自我锻炼,集中思想,调整呼吸,以加强全身生理功能。

练法:取坐式。身体端正,稳坐于凳上。两腿自然分开,其宽度与两肩之宽度相等。两膝关节弯曲呈90度。两小腿平行垂直于地面,两脚底着地。两手掌面向上,自然平放在两大腿上。两肘关节自然弯曲,放松。练功时用鼻吸气、呼气,且以腹式呼吸为主。每次呼吸后稍停,并配合默念字句,如"安静好""安静放松好""安静放松身体好"等。把意识集中在小腿上,暂不呼吸,每秒钟默念1个字,一般默念3~7个字,即呼吸停顿3~7秒钟。

练功时,全神贯注,默念字句以配合呼吸,达到注意力集中,排除杂念,放松思想,逐渐入静的目的。

九、肝脏恶性肿瘤康复治疗

7. 肝脏恶性肿瘤患者的药膳康复法

抗癌药膳是中国医药宝库中的奇葩,多年来,在防癌抗癌的斗争中发挥了巨大作用。

药膳是选用具有抗癌作用的药食兼用之品,通过烹调制作成各种佳肴,为广大患者所接受。取药物之性、食品之味,使其食借药性,药助食威,共同发挥防癌抗癌的康复保健功效。药膳疗法为我国所特有。

应当指当,药膳不能代替手术治疗、放射治疗和化学药物治疗等正规的治疗。已经过正规的治疗(手术、放疗、化疗)并不能防止癌细胞的再生、癌症的复发,而药膳具有防止癌症复发及促进癌症患者早日康复的作用,也是手术、放疗、化疗所不能替代的。

肝脏恶性肿瘤患者常见的药膳处方如下所述。

(1)人参薏枸粥

【组　成】　生晒参3克,薏苡仁50克,枸杞子30克,粳米100克,蜂蜜30克。

【做　法】　将人参晒干或烘干后,研成细末。薏苡仁用水淘净。粳米用水淘净。将枸杞子拣出杂质,洗净。再将薏苡仁、粳米、枸杞子一同入锅,加水适量,用小火煨煮成稠粥。粥成后再加入人参粉、蜂蜜,最后搅拌均匀即成。

【服　法】　早、晚分食。

【功　效】　补益脾肺,滋阴抗癌。

【应　用】　适用于肝脏恶性肿瘤患者康复期,体质虚弱者或轻度贫血者,坚持服食,有助于早日康复,防止癌症复发或转移。

现代研究表明,人参中的人参皂苷能使肝脏恶性肿瘤细胞酶活性降低,从而具有预防癌症复发的作用。

(2)蛋包番茄

【组　成】　鸡蛋3个,番茄150克,洋葱头15克,植物油60克,牛奶50克,食盐少许。

【做　法】　鸡蛋洗净,磕入碗中。将牛奶、食盐加入鸡蛋碗中,用筷子搅匀成蛋糊状。番茄用沸水烫一下,剥去皮,挤去子及水分。葱头切碎成末。取煎锅放入植物油烧热,放葱头,炒至微黄时再加入番茄炒透,倒入另一碗中。煎锅再放入植物油在火上烧热,倒入蛋糊后转动煎锅,使其成一圆饼状。待圆饼完全凝结时,将西红柿放在中央,把蛋饼两端叠起成椭圆形,再用铲子翻个儿。待两面炒至上色即可食用。

【服　法】　早晚各1次,做佐餐食用,宜长食。

【功　效】　健脾益胃,滋补营养,抗癌防癌。

【应　用】　适用于肝脏恶性肿瘤康复期伴有食欲缺乏、腹部不适、腹胀、消化不良者。

现代研究表明,番茄中的谷胱苷肽有重要的抗癌作用。当人体内谷胱苷肽浓度上升时,癌症的发生率和复发率明显下降。

(3)牛奶猪肝汤

【组　成】　猪肝200克(或其他动物肝脏),鸡肉1块

九、肝脏恶性肿瘤康复治疗

(约100克),红薯1个,菜汤120毫升,牛奶125毫升,料酒80毫升,植物油50毫升,肉汤、食盐、胡椒粉各适量。

【做　法】　将猪肝(或其他动物肝)洗净。红薯去皮,切薄片。在锅内放植物油并烧热。再放入肉汤、红薯片一同炒香,并煮至红薯熟透。猪肝去尽水分,加食盐、胡椒、料酒同煮,熟后切片。再将猪肝片等食物放入锅内,加入牛奶、红薯肉汤、菜汤同煮数分钟,最后加入食盐、胡椒等调料即成。

【服　法】　佐餐食用,宜长食用。饮汤食料。

【功　效】　养血生血,抗癌营养。

【应　用】　适用于肝脏恶性肿瘤患者康复期出现贫血、营养欠佳者。

现代研究表明,牛奶中含有大量生物活性物质和抗癌成分与钙质,每天喝脱脂牛奶可预防多种癌症及癌症复发。

(4)胡萝卜鸡肝粥

【组　成】　胡萝卜90克,糯米100克,鸡肝50克,香菜末、香油、食盐、味精各适量。

【做　法】　糯米用水淘洗干净。胡萝卜用水洗净,切成丝。鸡肝用水洗净,切成碎末。锅烧热加入香油(或其他植物油)。油热后放入鸡肝、胡萝卜丝煸炒,加食盐少许,炒至入味后盛入碗内。锅内加水适量,下入糯米,大火烧沸后转用慢火熬煮。待米烂成粥后入食盐、香菜末、香油各适量,搅拌均匀。最后放入鸡肝、胡萝卜丝、味精,调好口味即成。

【用　法】　每日1次,连续服食1个月。

【功　效】　养益肝脾,宽胸解郁,抗癌防癌。

【应　用】　适用于肝脏恶性肿瘤患者康复期肝功能、消化不良、精神不振者。

现代研究表明,胡萝卜含 α、β 胡萝卜素,西红柿烃,维生素 B_1、维生素 B_2、绿原酸、咖啡酸及没食子酸等,又是维生素 A 的优良来源,胡萝卜素能缓解癌症者接受化疗所产生的不良反应,并能预防多种癌症复发,一般而言,每天摄取熟胡萝卜素 113 克就可减少癌症的发生。

(5)猪血肠

【组　成】　生猪血 5 千克,猪大肠 1.5 千克,食盐 150 克,花椒粉 30 克,胡椒粉 10 克,香菜末 100 克,味精 25 克,肉汤 2.5 千克。

【做　法】　生猪血过细筛滤去杂质后放入盆内。肉汤烧热,加入精盐、花椒粉、味精、胡椒搅匀放凉。再将此汤过筛滤入猪血中。并加香菜末搅匀。再灌入洗净的猪大肠肠内,用线绳捆扎结实。放入盛有清水的锅内,烧开后改用微火煮沸约 15 分钟取出。最后用冷水泡凉切片食用或烩食均可。

【服　法】　佐餐食用,每周 1~2 次。

【功　效】　补血生血,除秽解毒,抗癌防癌。

【应　用】　适用于肝脏恶性肿瘤患者康复期,体质虚弱、贫血、精力不足、抵抗力低下者。

现代研究表明,猪血含水分 95%,蛋白质 4.3%,脂肪 0.2%,糖类 0.1%,钙 69 毫克%、磷 2 毫克%、铁 15 毫克%,还含有微量元素钴。钴能活跃人体新陈代谢和促进造血,并

九、肝脏恶性肿瘤康复治疗

参与人体中维生素 B_{12} 的合成,可抑制癌细胞生长,防止癌症的复发。

(6)八卦汤

【组　成】　活乌龟1只(约300克),植物油、葱、姜、料酒、食盐、味精各适量。

【做　法】　将乌龟斩头放血,刮去龟盖,在龟肚上用刀划十字形,去除肠内杂物(龟肝内脏可另外食用)。用钳子剥去乌龟外皮,放入开水中浸泡一下取出。再将龟头切成块。炒锅烧热,放入植物油少许,下葱段、姜片,炒出香味。再投入龟肉煸炒,加料酒、清水(一般100克龟肉加水400克)。烧开后,连汤带肉一同放入砂锅中,改用小火煨2小时。最后加入味精即成。

【用　法】　做佐餐食用,每周1次。

【功　效】　滋阴补肾,养血止血,抗癌防癌。

【应　用】　适用于肝脏恶性肿瘤患者康复期,全身疲乏无力、心悸气短、体质虚弱或贫血者。

现代研究表明,乌龟肉含丰富的蛋白质、脂肪、糖类、钙、磷、铁及维生素 B_1、维生素 B_2、维生素A。乌龟壳具有抑制人类肝脏恶性肿瘤、胃癌细胞的增殖、分裂的作用。肝脏恶性肿瘤患者常食乌龟有助于早日康复,并有防止肝脏恶性肿瘤复发和转移的功能。

(7)木耳海参鹅血汤

【组　成】　木耳15克,水发海参120克,鹅血200克,食盐、味精各适量。

【做　法】　木耳先用温水浸泡,洗净。水发海参用水洗净泥沙,切丝。鹅血凝固后,用清水洗一下,切小块。将上述全部原料入炖锅。加水适量,用旺火煮沸后改为文火煮至沸,加食盐、味精调味即成。

【服　法】　饮汤食料,每周1~2次。

【功　效】　滋阴养血,开淤散结,抗癌防癌。

【应　用】　适用于肝脏恶性肿瘤患者在康复期胸闷气短、恶心、呕吐或体质虚脱、贫血者。

现代研究表明:

①木耳每500克含蛋白质53克,脂肪1克,糖类325克,粗纤维35克,钙1785毫克,磷1005毫克,铁925毫克,胡萝卜素0.15毫克,维生素B_1 0.75毫克,维生素B_2 2.75毫克,烟酸13.5毫克等。木耳有一定的抗癌作用,可明显提高肝脏恶性肿瘤患者生存期。

②海参中的海参苷具有抗癌作用,使肿瘤缩小并抑制癌转移,提高免疫功能,促进骨髓造血。

③鹅血含多种氨基酸和抗癌因子,增强人体免疫功能而产生抗体。鹅血有四大作用:解毒、消坚、增强免疫功能、杀灭癌细胞。

(8)芪归蘑菇鸡汤

【组　成】　黄芪30克,当归15克,蘑菇150克,嫩鸡肉250克,葱姜、料酒、食盐、味精各适量。

【做　法】　将黄芪、当归洗净,切片,装入纱布袋中,扎紧口。蘑菇用温水发胀后洗净,切成小片。鸡宰后去净毛和

九、肝脏恶性肿瘤康复治疗

内脏,洗净,剁成小方块。将砂锅内加水适量,再加入黄芪、当归药袋以及葱段、姜片、料酒,用文火煨炖1小时,取出药袋,再加入蘑菇片、食盐、味精,再煮片刻即成。

【服　法】　佐餐食用,吃鸡肉、蘑菇,饮汤,分次服用,连食2周。

【功　效】　补气养血,补充营养,抗癌防癌。

【应　用】　适用于肝脏恶性肿瘤患者康复期,长期食用可防止肝脏恶性肿瘤复发和转移,增强抗癌能力。

现代研究表明:

①黄芪具有利尿、增强免疫功能、保肝、降压作用以及抗癌功能。

②当归具有提高机体对肿瘤的免疫功能及保护肝脏的作用。

③蘑菇具有杀灭多种癌细胞的作用,蘑菇中的抗癌物质可用于治疗肝脏恶性肿瘤,并有止痛作用。

8. 肝脏恶性肿瘤患者的体疗康复法

呼吸系统是人体对外的"窗口"。春夏秋冬四季温差的变化,空中、地面、食品及水质中的有毒有害物质,体内的多种代谢物等,对呼吸系统都构成严重的威胁。肝脏恶性肿瘤患者的呼吸系统也受到重创,还将继续承受被癌细胞转移的考验。所以,呼吸系统需要有极大的抗病能力,战胜一切来犯之"敌"。在康复期,唯一的体疗处方便是多做深呼吸的体育疗法,深呼吸体疗的意义如下所述。

肝脏恶性肿瘤高危人群早防早治

（1）可以增强肺活量：每个人的肺活量为 2 000～3 000 毫升，而平时每次呼吸只有 300～500 毫升，这些气体交换只集中在双肺上部，而中、下部肺泡因长期被闲置而逐渐萎缩、退化。经常做深呼吸的人，肺活量可达正常人的 2～3 倍。

（2）可以增强呼吸系统免疫功能：经常做深呼吸锻炼的人，可以有效地进行上、中、下肺泡的全呼吸，改善肺泡的微循环，提高器官纤毛运动能力，增加肺泡的免疫细胞数量。

（3）清除致病因子：经常做深呼吸运动，可以提高呼吸系统对致病因子的反应能力，将免疫细胞和抗生素输送到"出事"地点，给致病因子以致命的打击。由此可见，只有经常做深呼吸锻炼，才能把病菌、病毒、毒物拒之"门"外，也能将癌细胞扫地出"门"。

进行深呼吸体育疗法，并非让运动者做他们力不从心、气喘吁吁的需氧运动，而是从容不迫地锻炼深呼吸。

所谓深呼吸，即把气体送到双肺的上、中、下肺叶的肺泡内，也就是经常提倡的"全呼吸"。

①取坐、站、卧姿均可。

②吸气，鼓腹，使膈肌下降，进行腹式呼吸，使肺下部进行气体交换，并能间接按摩肝脏，促进肝脏血液循环，有利于肝细胞再生和增强抗癌能力。

③继续吸气，收腹，扩胸，开始胸式呼吸，使气体进入肺叶中部，使气体交换达到极致。

④至吸气到九成时，则停止呼吸约 5 秒钟，同时耸肩，抬高锁骨，使气体进入肺尖，即进入锁骨呼吸。

九、肝脏恶性肿瘤康复治疗

⑤慢慢呼气,同时松肩。相继放松胸部、腹部,稍停片刻,再进入下一次呼吸。如此进行2次,每次深呼吸锻炼15～20次。

9. 肝脏恶性肿瘤患者的药物康复法

肝脏恶性肿瘤患者在康复期免不了要服药,服药是为了治疗、防病或保健,但服药一定要遵医嘱,一位药物学家说:"当一个病人服用两种以上的药品,并且是两位以上的医生开的处方,往往会发生问题。"许多治疗肝脏恶性肿瘤的药物,相互作用会使患者病情加重,甚至导致死亡。因为绝大部分药物经胃肠吸收,由肝脏代谢,经肾脏排出。患有肝脏恶性肿瘤者常伴有几种慢性病或多器官功能下降,同时吃几个医生开的处方药是很常见的,患者自己到药店购药的现象也十分普遍。这就造成用药的盲目性和滥用性。肝脏恶性肿瘤患者的药物康复处方,应遵守以下原则。

(1)用药者首先要明确用药重点,不能眉毛胡子一把抓,什么病都一起治疗,必须经医生检查后对症下药,并尽可能少用药。

(2)先治疗最迫切的疾病,影响生活质量的疾病。

(3)患者必须如实告诉医生正在服用什么药品,然后,听从医生的安排。

(4)患者要提高警惕,有的医生受金钱的驱动,失去高尚的医德医风,给患者开大处方,开贵重药,开进口药,而不是根据病情需要。遇到这种情况,患者应提出质疑,不要上当受骗。

(5)肝脏恶性肿瘤患者及家属千万不要轻信电视、报纸上的广告宣传。因为有的广告内容夸大其词,误导消费者。患者对广告宣传的药品一定要慎重使用。

(6)天然中药被炒得火热。因为中药见利快,又符合病人的心理活动——安全、无毒不良反应等方面的需求。其实,天然中草药、保健品存在的问题最多。中草药不仅含有生物碱、残留农药,存在生产过程中的污染,更严重的是中草药市场良莠不齐,还存在假冒伪劣的中草药。中草药也有毒性和不良反应,也存在不安全的因素,尤其当中草药的作用机制尚不清楚时。建议肝脏恶性肿瘤患者慎重用药。

(7)肝脏恶性肿瘤患者不可长期服用安眠药。安眠药不仅加重肝胃损害,易产生成瘾性,导致耐药性,还可能导致中毒性肝炎,加重肝脏损害。

(8)药即是毒,药不分西中皆然。用对了,治病;用多了,用错了,可能会致命。

(9)世界上还没有一种药或营养保健品"有病治病,无病防病,无病健身"之说。

(10)提醒肝病朋友,千万不能看见身着白大褂的人都当作是医生,不要相信药店里坐堂"医生"的花言巧语,不要贪图小利——免费检查等诱饵,实际上他们是高价推销员,千万别上当。

九、肝脏恶性肿瘤康复治疗

10. 肝脏恶性肿瘤患者的生活起居康复法

肝脏恶性肿瘤患者在康复期,既要远离日常生活起居的不良因素,又要在日常生活起居中享受快乐、享受健康,才能促进身体康复。因此,肝脏恶性肿瘤患者应遵守下列生活起居处方进行康复。

(1)养成良好的个人卫生习惯。坚持饭前、便后洗手,不用他人食具、修面用具、牙刷、洗漱用具等,以防止病毒性肝炎的传播。

(2)加强皮肤、黏膜的保护。严防皮肤、黏膜破损,以防止乙型肝炎病毒的入侵。

(3)尽量避免不必要的输血、注射。注射时要坚持一人一针一管一消毒,或应用合格的一次性注射器。

(4)修牙、补牙及做内镜检查时应去正规医院就诊,禁止去私人诊所或消毒设备不完善的医院诊所诊治疾病,以防病毒性肝炎的侵入。

(5)绝对忌酒。饮酒会使肝脏恶性肿瘤患者的肝脏功能受到极大的损害,如再继续饮酒势必增加肝脏负担,加重肝细胞的损害,有诱发肝脏恶性肿瘤复发的危险。

(6)严禁吸烟,不主动吸烟,也要避开被动吸烟。远离烟雾可预防肝脏恶性肿瘤复发,永葆健康。

(7)远离煤烟、油烟。肝脏恶性肿瘤患者的家庭,有条件者不要用煤取暖做饭,可改用液化气。厨房应安装抽油烟机,及时排出有害气体,或经常保护室内通风、换气。居室空气清新,对全家人健康有利。

（8）肝脏恶性肿瘤患者应养成以茶代酒的习惯。坚持每日饮4～8杯绿茶水,可防止肝脏恶性肿瘤复发。

（9）肝脏恶性肿瘤患者术后常喝蜂蜜,可防止肝脏恶性肿瘤复发。这是土耳其的一项令人振奋的研究结论。或者长期小剂量服用阿司匹林也可预防癌症转移,但有胃溃疡和其他严重胃病的患者应禁服。

（10）适当的性爱有益于健康。性爱绝对不是肝脏恶性肿瘤患者的禁忌。性爱可以提高生活质量。因为性爱是一种能力,也是一种享受。性爱生活可以有三个层面,即生理的、心理的、心灵的。性爱关系发生在三个层面上,其质量和感觉是不同的。

朋友们,人生旅途常会遇到不测风云,寒风暴雨常会猝不及防地浸透衣衫,心中也常会感到战栗。给你的心灵撑一把"伞"吧,让它保护你安全地渡过困境迎来光明和彩虹。

11. 肝脏恶性肿瘤患者的休闲康复法

患了癌症之后,需要休息和修养。空闲的时间多了,可以有很多的时间从事消遣娱乐或某种自己喜欢的活动。现在生活好了,医疗水平提高了,人的寿命也增长了。有人把肝脏恶性肿瘤看成不治之症,于是成天消沉、忧郁、多愁善感,把自己关在小屋子白天愁着癌症,晚上摸遍全身,看有没有转移和复发。吃不香,睡不实,体重逐日下降,体质越来越差,伤风感冒不断,这是一种活法。

九、肝脏恶性肿瘤康复治疗

那么,肝脏恶性肿瘤患者在康复期应该有另外一种活法,那就是要有活力、有欢乐、有意义,在精神上开创自己的第二个"春天"。为此,有以下休闲康复处方。

(1)要战胜自我,克服或改变自己与"春天"不相适宜的行为习惯和思想情绪。自我调整,消除消极情绪。

(2)走出孤独,享受人生。很多人把自己的老伴看做是知心人,有什么高兴的事、伤心的事都向他(她)倾诉。彼此有福共享,有难同当,也就不会感到孤独。而患有癌症,也不能失去结交新朋友的机会,要多参与集体活动,如练太极拳、气功、跳舞、散步、下棋、打麻将、聊天等活动。可以自得其乐。

(3)充实生活,丰富生活。读书、看报、写信、写文章、养鱼、养鸟、唱歌跳舞等,都可以调节生活情趣。要主动找事情做,自寻乐趣。自己要有信心迈出第一步,有了第一步,以后就好办了。

(4)要学会放松。患病后精神长期处于高度的紧张状态,对身心康复不利。为此,在日常生活中,要学会以下放松方式:

①打盹。要学会说睡就睡,能睡就睡。学会抓住一切机会、任何场合打盹10分钟,会使你精神振奋。

②想象。通过想象自己所喜欢的地方或曾经去过的地方,如大海、高山、森林、公园等,来放松自己的紧张情绪。把你的思绪集中在所想象的东西的"看、闻、听"上,并逐渐入静,由此达到精神放松。

③按摩。紧闭双目,用自己的手指尖用力按摩前额和颈

部,有规则地向一定方向旋转。不可漫无目的地揉搓。

④浅呼吸。先快速地进行浅呼吸,再缓慢吸气、屏气,然后呼气。持续做1~2个8拍。

⑤深呼吸。平卧于床上,面朝上,身体自然放松,紧闭双目。呼气时,把肺部的气体全部呼出,腹部隆起,然后紧缩腰部。吸气时,使腹部复原,最后放松。每次做数分钟。

⑥淋浴时唱歌。每次洗澡时放开你的歌喉,尽量拉着长音,可以得到很好的放松,使心情舒畅,精神愉快。

⑦伸展运动。可以做上肢或下肢或全身伸展运动,可使全身肌肉放松,心情也会随之放松。

⑧发展兴趣。要逐渐培养多种有益于康复活动的兴趣,并尽情地在兴趣中寻找快乐,享受快乐。

⑨静坐。找一个清洁优雅的地方静坐下来,双手心向上,两手自然放在大腿上,双眼微闭,默默地进行一呼一吸,可以淡忘一切。

⑩睡觉。国外学者研究发现,减压、放松的最好方法是睡觉。一觉醒来,头脑清晰,全身舒适,心情愉快。

12. 肝脏恶性肿瘤患者的按摩康复法

许多肝脏恶性肿瘤患者经第一次治疗后,胃肠功能减低,腹肌乏力,由此排便不畅而导致便秘。对此,除了养成多吃蔬菜,定时排便的习惯外,还应该经常运动腹肌,按摩腹部,增强胃肠蠕动,促进排便。此外,冬季按摩,也有助于预防多种疾病的发生。按摩康复处方如下。

九、肝脏恶性肿瘤康复治疗

(1)仰卧起坐:身体正直仰卧于床上,双踝关节固定,上身抬起并前屈,双手前伸触及脚面。或双手交叉,抱头进行。每天早晨起床后做3组,每组15～20分钟,每组间隔1分钟左右。可以防治便秘。

(2)收腹举脚:身体正直仰卧床上,躯体固定,两脚并拢同时上举尽量接近90度。还原时稍慢。每晚睡前半小时做3组,每组20～30次,每组间隔1分钟左右。可以防治便秘。

(3)按揉迎香穴:排便时,用双手食指指腹稍用力按揉鼻翼两侧、鼻唇沟等处,10分钟左右有酸胀感时即可通便。因为,按揉迎香穴可促进大肠经的血液循环,加快肠蠕动而顺利排便。

(4)按压天枢穴:排便时,用左手食指指腹重力按压左侧天枢穴(脐旁约2横指处),使之有明显的酸胀感,10分钟后即可排便。

(5)头部按摩:早晚用双手或木梳梳头发120次,再用双手十指按摩头顶百合穴两侧20下。可以改善头皮的血液循环,具有醒脑、明目、祛风寒的作用,并有固发、荣发的功效。

(6)面部按摩:早晨、中午、晚上各洗面1次,用冷、热水交替洗脸,可增加面部耐寒力。洗面后,搓热双手,自前额、眼睑、鼻旁、双颊等部位,采用回旋法按摩30次,可增加面部耐寒力,有助于预防感冒。

(7)鼻部按摩:先用右手食指指腹从鼻根部沿鼻梁上、下轻轻按摩20下,再沿鼻子周围轻轻按摩20圈。然后,用拇、食指捏住两侧鼻翼,捏紧松开,再捏紧松开,如此反复20次。最后,用手掌轻轻拍打鼻部20下。常做鼻部按摩,可增强鼻的抗寒能力,防止感冒。

(8)耳部按摩:搓热两手,两手心顺、逆耳转摩耳郭数十圈。然后,用拇指、食指夹住耳垂,反复搓摩10余次,并向下牵拉整个耳郭。牵拉的力度以不感到疼痛为限。早晚各1次。有防治肾虚、耳鸣之作用。

(9)手足按摩:用一手反复地搓摩另一只手的掌面和脚的后跟。每次5~10分钟为宜。可防止手足冻疮,又可调节全身阴阳之气。

(10)腹部按摩:取仰卧位,宽衣解带。左手按于腹部,手心对着肚脐,右手叠放于左手之上,顺、逆绕脐部各揉腹50次。然后,换右手如此揉腹50次。按揉时,用力要适度,呼吸要自然,动作要柔和。揉腹可促进结肠蠕动,有助于消化及吸收功能。具有防止便秘的作用。

(11)脚心按摩:取坐位,两脚相向置于床上。搓热双手,以右手按摩左脚心,左手按摩右脚心,直至摩擦到脚心发热为止。每天早晚各做1次。此法具有清热降火,舒肝明目、固肾暖足、镇静安神等作用。

13. 参加抗癌俱乐部是抗癌患者康复的最佳模式

我国癌症的发病人数每年约160万人,每年死于癌症的病人约有100万人。几乎全部病人只有自己得了癌症才迫

九、肝脏恶性肿瘤康复治疗

切希望了解它:怎么治疗?饮食上、生活上、营养上要注意什么?怎样康复治疗?这些永恒的问题,困扰着癌症病人。他们到处打听,或不得要领,或莫衷一是。事实上,80%的癌症可以预防,30%的癌症可以治愈。关键是如何将这些知识普及给数以万计的癌症患者。

癌症俱乐部是群体癌症患者康复的最佳模式。绝大多数癌症患者生活上能自理,有户外活动能力。随着文化和生活水平的提高,不少癌症患者自发联系,聚集交流经验,寻医问药,树立战胜癌症的信心。

各种抗癌组织形式多样。美国的防癌团体为患者提供服务,全美各地的癌症研究与防治机构,都备有丰富的资讯或癌友会消息,供癌症患者和家庭选择。每个防癌协会都设有公共教育及癌友服务两大项目。公共教育即为利用大众传媒宣传有关癌症的常识和防治方法,并定期举办讲座。癌友服务方面,包括癌友会、"我敢面对"和"清秀佳人"活动,分别请营养师、医生、护士、癌友前来演讲等。

抗癌组织中有协会、基金会、康复会、俱乐部、学会、学习班、活动站等。组织有各种层次,有各层各业的癌友参加。

参加抗癌俱乐部群体,抗癌最佳模式是:

(1)癌友们同病相怜,极易找到共同语言,1~2天就能相互沟通,无所不谈,可以放下包袱,轻装上阵,是树立战胜癌症最佳场所。

(2)听完讲座后,"专家"周围一大群。谈者无保留,听者都虚心。一人有难多人帮,多人有难学会帮。癌友们一到这里就忘了自己是癌症病人。

（3）抗癌组织能邀请名医、名教授做报告，又能够迅速收集新药、新资料，会受到社会各界的多方大力支持。

（4）这里有几十年癌龄的"老癌"患者现身说法，会使癌友们从中学到科学的康复、护理、生活、饮食、体育锻炼等抗癌和治疗癌症的新知识。

（5）参加抗癌俱乐部的癌症群体，都注重康复期的心理治疗，调整和恢复受到创伤的生理功能，改变了机体内环境，形成了不利于癌细胞生长的小环境。提高了生活质量，延长了生命。有资料表明，抗癌俱乐部里的癌友的5年生存期达到50%以上，比个体癌症患者的生存期高出1倍以上。

（6）参加抗癌俱乐部的癌友，是培养体育抗癌英雄、文艺抗癌英雄、设计抗癌英雄的大学校。

（7）参加抗癌俱乐部，使越来越多的癌友走上了科学的防癌、治癌、战胜癌症的成功之路。

14. 癌症患者的另类医学康复法

在美国，据统计现在约有45%的病人除了应用传统医学治疗外，还兼有另类医学治疗。

传统医学是指西方主流医学，头痛医头，脚痛医脚，药到病除，十分有效。由于是治标不治本，所以有旧病复发的可能。同时，西药性猛烈，极易伤肝肾伤脾胃。因此，病人迫切希望尝试老祖母的方法，或既能健身治病，又没有损伤肝肾脾胃等脏器的风险。

九、肝脏恶性肿瘤康复治疗

这些老祖母的方法不能单独应用,也不被主流医学所承认或接受,因此,它们被归纳在非主流医学之列,取名为"另类医学"或"互补医学"。

另类医学,林林总总,五花八门,东西合并,古今连用,加起来不下 20 种。

若问孰优孰劣,恐怕要根据个人的性格和文化背景做出取舍。寻找最适合自己身体状况的方式,并配合中西方主流医学来健身防病,才是最佳策略。

下面仅介绍观想法康复处方。

观想法主要学习使用心、眼的方法,集中注意力。

观想法康复有两种:一是"主动观想法",二是"接受观想法"。

主动观想法是以预设景观来控制特定症状。接受观想法则是自形景观去洞察特定问题的症结。

观想法所结合的感觉器官越多(如视觉、听觉、味觉、嗅觉、触觉等),则越能激发脑内神经细胞的功能,以达到治疗的效果。

(1)首选,闭上双眼,进行深呼吸。

(2)想象一个安详的事件景观,集中注意力在这件景观上持续 5 分钟,吸取想象带来的感应能量。如可以想象童年的某一景象。

(3)在深长、细匀的呼吸里,想象置身于一个有朵朵莲花的安详优美的环境里。

(4)把注意力集中于该情景里的声音、气体、感觉,并默想 5 分钟或念几遍自己的年龄加 6 或其他加法算式。

(5) 再回忆童年时期的某个情景,仔细体察其中的声音、香味和感情。

(6) 最后用这种状态去观想一位亲人的形象。

在观想过程中,大脑受激发的部位恰与亲临其境感应的部位相同,观想中良好的信息,使神经系统形成相应的良性环境,有利于改善健康状态。

有资料显示,观想有助于调节心理、生理、情感等多方面的失衡状态,可以在生理、心理、情感等方面大幅度改变不良状态,缓解疼痛,提高免疫能力,促进身心健康。

15. 在不久的将来抗癌药物可使肿瘤深睡

科学家深信,在解开为何无法控制肿瘤的生长之谜之后,世界不久将发明一种治疗药物,来治疗这个人类杀手。

英国癌症协会希望这个突破将有助于发明出一种"化学催眠曲",使这些癌细胞进入"长期睡觉"状态,以阻止癌细胞分裂生长。

健康的人体细胞经过若干次的分裂后,通常会进入长久的睡眠,或所谓的"变老"。但癌细胞则一直持续分裂、生长,使肿瘤不断扩大、扩散、转移、再生或复发。

研究人员已经可以标示出作为"肿瘤抑制器"的分子,命令这些肿瘤细胞立即停止分裂。

英国曼彻斯特派德森研究所的奥塔尼博士已经从研究中了解到这种分子如何发出指令让癌细胞入睡的机制。

九、肝脏恶性肿瘤康复治疗

这位博士说,他们已经知道有一群分子会引起癌细胞衰老,不久的将来,他们会模仿出这种分子作用而发展出一套全新的癌症治疗方法。

目前的癌症治疗方法,如手术、化疗、放疗等都有严重的毒性和不良反应。

科学家表示,新的研究已开始一个新途径,可以发展出只让癌细胞入睡的、更为有效的治疗方法。

英国癌症协会的华克博士表示,他们希望这种研究将会开辟一种更好、更方便的抗癌药物,让病人在自家便可直接吞服。届时,医师将只需诊断出是什么癌症,然后给予适当的药物。

研究人员乐观地估计,或许在不久的将来,便可以开发出一种治疗癌症的药物。

约在40年前,科学家已经发现健康的细胞在进入衰老之前分裂次数有其限度,但是,直到现在才知道至少约有20种"肿瘤抑制器"的基因。如果这些基因出了错,可能导致某些细胞一直分裂不停而成为肿瘤细胞。

现在曼彻斯特的研究人员已经解开了这种过程的生物机制,开启了用药来给予抑制的途径。

癌症朋友们,患了癌症是不幸的,但是,癌症确实不再是不治之症。只要能坚持住第一治疗,重视第二治疗,养精蓄锐,治癌的曙光就在你的面前。彻底治疗癌症已经为期不远了!